Prolegomena

zur

rationellen medicinischen Diagnostik und Semiotik

für

Kliniker und Kliniciſten.

Von

Dr. Fr. Ravoth,
praktiſchem Arzt ꝛc. ꝛc.

Berlin, 1851.
Verlag von Veit und Comp.

Vorwort.

Dies Buch gehört den Klinikern und Kliniciſten.

Den Klinikern — von denen ich wünſche, daß ſie, durch ihre Gegenſeitigkeit zur lernenden Jugend beſtimmt, ſich entweder tadelnd oder lobend dagegen verhalten möchten. Im erſten Fall werden ſie die Fehler und Irrthümer deſſelben ihren Zuhörern darlegen, ſich alſo auf eine Kritik einlaſſen müſſen — und dadurch iſt offenbar der Sache genützt. Im zweiten Fall finden ſie es vielleicht werth der Empfehlung, der Eine oder Andere legt es wohl gar ſeinen Demonſtrationen am Krankenbett zu Grunde, indem er, ergänzend, vervollſtändigend darauf eingeht — dann würde ſein Nutzen allerdings meine kühnſten Erwartungen übertreffen. —

Den Kliniciſten — in ſofern ich ihnen eine kurze Hodegetik für ihre kliniſchen Studien habe darbieten wollen, welche vom Standpunkt der Wiſſenſchaft aus den gedankenmäßigen Gang aufweiſen ſollte, den der wiſſenſchaftliche Practiker bei ſeiner Bildung und Arbeit zu gehen hat. Iſt mir dies, besonders was die Untersuchungsmethoden und die Krankengeschichte betrifft, geglückt, sind diese gedankenmäßiger und vollständiger entwickelt, als es mir in den Compendien über Diagnostik und Semiotik hat scheinen wollen; so dürfte dieser kurze Grundriß hauptsächlich geeignet sein, den jungen Arzt in die Klinik zu begleiten, wo er ihn in den Zwischenstunden zur Hand nehmen und an den eben erlebten Thatsachen prüfen kann. Wird er dabei veranlaßt, hier die Wahrheit anzuerkennen, dort indeß zu berichtigen oder zu vervollständigen, so wird er überall auf die gedankenmäßige Auffassung hingewiesen und für das häusliche Studium orientirt sein.

Mit dem Studium aber und der Auffassung überhaupt hängt eng zusammen der Unterricht und dessen Methode, und deshalb habe ich nicht umhin können, auf beide näher einzugehen.

Habe ich dabei mancherlei Fehler und Irrthümer aufgedeckt und zu zeigen versucht, welche berechtigte Forderungen in den einzelnen Disciplinen zu erfüllen sind; so wird man zugleich den redlichsten Willen und das volle Interesse für die Sache nicht verkennen. Vielleicht wird mir sogar die Anerkennung, daß mich der Gedanke viel und ernst beschäftigt, wie der junge Arzt am zweckmäßigsten seine nur zu kurze Studienzeit überhaupt, besonders aber seine klinisch-practischen Studien vollende, wie er sich am leichtesten und vollständigsten in Kunst und Wissen heranbilde, um mit einem hinreichenden Schatz von bewußtem Können und klar überschautem Wissen seinen practischen Beruf antreten zu können; während zugleich hie und da hervortreten dürfte, daß ich nicht blos theoretisirt habe, sondern daß auch eine nicht geringe Erfahrung und practische Uebung mir auf dem angeregten Gebiete zur Seite steht.

Freilich wird es mir von mancher Seite her, die aus Bequemlichkeit gern am Hergebrachten festzuhalten beliebt, nicht gut geheißen werden, daß ich in der Jugend das Bewußtsein über mancherlei Forderungen wach gerufen und dieselbe aufgefordert habe, zu deren Verwirklichung so viel an ihr ist beizutragen. Indeß ich muß vorläufig daran festhalten, daß die „revolutionären Grundsätze", die ich etwa der Jugend damit gepredigt, in ihren letzten Consequenzen — salus aegrorum suprema lex — sich außerordentlich conservativ erweisen werden. — Den Lehrern aber, die nicht fürchten, durch Anerkennung und Verwirklichung dieser Grundsätze etwa an sogenannter Pietät und Liebe zu verlieren, glaube ich im Voraus sogar eine Vermehrung derselben von Seiten der Lernenden versprechen zu dürfen. Sie werden dieselben freilich nicht in der Widerwärtigkeit zur Erscheinung kommen sehen, in welcher die Furcht vor dem Examen und dem Examinator sie oft einhergehen läßt, sondern vielmehr zur Beseitigung dieser Furcht beitragen, so weit dieselbe nämlich andererseits leider noch immer zu häufig das einzige Motiv zur Arbeit ist. — Zugleich glaube ich auf diese Weise mehr erreicht, als durch manche der zahlreichen Reformschriften, die zumeist ungelesen oder unberücksichtigt bleiben, besonders von dem Studenten, der nach meiner Meinung aber in rechter Weise seinem Lehrer gegenüber dabei betheiligt werden muß. —

Schließlich sei bemerkt, daß ich die sachkundige Kritik auch anderweitig, wenn sie mir zu Theil werden sollte, nicht fürchte; ich wünsche und hoffe vielmehr recht viel durch dieselbe zu lernen. Deshalb sage ich hier auch nicht, wie es gewöhnlich gleichsam zur captatio benevolentiae des Kritikers geschieht, daß der ganze Entwurf, besonders in manchen Einzelnheiten hinter eigner Erwartung und Hoffnung zurückgeblieben ist. Denn das versteht sich eigentlich bei jeder Arbeit mehr weniger von selbst, wenn sie der Autor auch, wie Plato den Eingang zur Republik neunmal umgeschrieben und das alte nonum prematur und nicht novum in annum recht ernstlich berücksichtigt hat.

Berlin, im Januar 1851.

Dr. Ravoth.

Inhalts-Verzeichniß.

Der Standpunct der gegenwärtigen Diagnostik.

Blicken wir in der klinischen Medicin auf die Bestrebungen der Jetztzeit, so müssen wir im Allgemeinen den Ernst und den redlichen Eifer anerkennen, mit dem man nach einer exacten Diagnose der pathischen Processe strebt. Auf ihre Erforschung und Constatirung zwecken deshalb auch mehr als je alle Hülfsmittel ab, und es ist daher auch wohl schon hie und da der Vorwurf laut geworden, daß die neuere Medicin über dem Erkennen das Heilen vergesse, was doch die eigentliche Aufgabe des Arztes sei.

Allerdings bleibt das Heilen das höchste und letzte Resultat aller unserer Bestrebungen; allein es muß gerade der neueren wissenschaftlichen Medicin zum Ruhme nachgesagt werden, daß sie dasselbe nicht in einem dumpfen Wähnen und Meinen, in einem gedankenlosen Herumtappen nach „Quassia- oder Chelidonium-Krankheiten" finden will; sondern daß sie vor Allem erst zu wissen strebt, was sie heilen, bevor sie daran denken kann, wie und wodurch sie heilen soll. So lehrt es wenigstens der allein sicher führende Begriff der Wissenschaft, und wenn sich, wie zu allen Zeiten, so auch gegenwärtig wieder extreme Richtungen in der Therapeutik geltend machen, bei denen sich Alles nur um das Recept dreht; so sehen wir schon jetzt diese, des eben angedeuteten wissenschaftlichen Grundsatzes baar, wie ähnliche andere dem Spiel des Zufalls überlassen, der sie mit Nothwendigkeit oft zum Kampf gegen Windmühlen führen muß. Sie wollen sich als Sceptiker frei machen von „Schuldogmen", übersehen aber, wie sehr sie ihr Unglaube zum Aberglauben führt, der dann auch nicht selten in Form arger Quacksalberei zur Erscheinung kommt. Die Männer dieser Farbe, die da wähnen, in solchen und ähnlichen therapeutischen Bestrebungen das Heil gefunden zu haben, schildern aber auch sattsam ihre gewonnene Ruhe und Befriedigung, wenn heute die Quassia nicht hilft, wo sie gestern „Alles leistete, was man von einem guten Heilmittel erwarten kann". Denn daß sie die Therapie rein empirisch construiren zu müssen glauben, darin haben sie vollkommen Recht; nur vergessen sie, daß man kein Gebäude in die Luft bauen kann, sondern für jedes erst einen bestimmten festen Grund und Boden angelegt haben muß, und daß ein solcher für die Therapie nur aus einer exacten Diagnose gewonnen werden kann. — Andererseits erweisen sich freilich die Resultate der heutigen Diagnostik in ihrer therapeutischen Verwerthung noch nicht überall so glänzend, daß sie demjenigen, der nicht blos auf eine Section sich freut, stets eine volle Befriedigung gewährten. Indeß wer es mit der Pflege der Wissenschaft ernst meint und das Studium der Geschichte nicht vernachlässigt hat, der wird wissen, wie schnell oder langsam eine inhaltsvolle Entwickelung überall zu Stande kommt, durch welche Hindernisse und Widersprüche eine neue Richtung in einer Wissenschaft sich Bahn zu brechen hat. Und so muß denn auch mit Rücksicht auf den gegenwärtigen Standpunkt der Diagnostik gesagt werden, daß sie vielfach hat aufräumen müssen, bevor sie den eigentlichen Grund und Boden für ihre Arbeiten sich geschaffen; ja daß sie denselben gegenwärtig immer noch mit Wachen umstellen muß, die sie nicht blos gegen die lärmenden Angriffe des Tages in ihrer stillen Arbeit schützen, sondern auch das Lockerwerden und theilweise Hinausgleiten des eben angelegten Fundaments hie und da zu rechter Zeit verhindern. Denn man sehe nur, wie das kaum antiquirte Theoretisiren und Dogmatisiren immer wieder auftaucht, welches den Begriff der Krankheit a priori construiren und so die einzelnen Lehrsätze sowohl für die Erkenntniß, als Heilung derselben finden zu können glaubte; oder wie der krasse Materialismus etwa geschwänzte oder nicht geschwänzte Zellen mit Händen greifen will, der unlängst die Krankheit noch „als ein Abgeschlossenes, einen autonomischen Organismus, ein in den Körper eingedrungenes Wesen oder auf ihm wuchernden Parasyten" faßte. —

Außerdem sind wir auch der Meinung, daß die allseitig in dieser Disciplin zu übernehmende Arbeit die allgemeine Betheiligung noch nicht hat, welche wir für dieselbe beanspruchen müssen; ja es scheinen uns noch nicht einmal die Gesichtspuncte, von denen aus die zu stellenden Aufgaben gelöst werden sollen und müssen, so klar dargethan, um überall schon als Ausgangs- und Anhaltspuncte benutzt werden zu können. Und gerade in dieser Beziehung fühlen wir uns gedrungen, uns in den lebendigen Kreis der Bewegung zu stellen, wie sie in der lernenden Jugend anhebt, ebbet und flutet, insofern wir so dreist sind zu hoffen, hierhin und dorthin zur Orientirung über den Gegenstand und seine Bearbeitung ein Geringes beitragen zu können.

Die Frage nun nach dem heutigen Standpunct, nach den leitenden Principien der Diagnostik ist zugleich die Frage nach der gegenwärtigen Richtung der Medicin überhaupt. Nennt man diese mit Recht die anatomisch-physiologische, so muß auch von der Diagnostik gesagt werden, daß sie die A n a t o m i e und P h y s i o l o g i e als die allein sicheren Halt gewährende Basis und Voraussetzung genommen, d. h. sie will bei ihrem Object, die Erforschung und Constatirung pathischer Processe umfassend, überall von der normalen Form, Structur und Function der Organe und organischen Systeme ausgehen, sowie sie als ihre Methode die der exacten Naturforschung acceptirt hat. Von diesem Standpunct aus wird sie am zweckmäßigsten an die Lösung ihrer Aufgabe dann so gehen, daß sie die Krankheit im Allgemeinen auffaßt als Proceß, der in den einzelnen Organen und organischen Systemen abläuft, so daß diese in ihrem Sein verändert werden und erscheinen, oder, wie man zu sagen pflegt, vom Normalen abweichen.

Dieses Sein ist ein anatomisches und physiologisches; in den Veränderungen des ersten haben wir den Gegenstand der pathologisch-anatomischen Forschung, welche demnach die materiellen Veränderungen zeigt, durch die und in denen Krankheiten sich kundgeben und verlaufen, und dagegen „die geistreichen Hypothesen und möglichen und unmöglichen Spannungen, Differenzen und Polaritäten imaginärer Kräfte zurückweist“; in den Veränderungen des zweiten haben wir das Object der pathologischen Physiologie, „welche den Ablauf der Lebenserscheinungen unter den veränderten Bedingungen darzuthun hat“. Von letzterer Disciplin, die im Verhältniß zu der resultatreichen pathologischen Anatomie allerdings erst im Werden begriffen ist, sagt mit Recht ein geistvoller Pathologe, „daß sie genau weiß, was der Medizin fehlt, daß sie ihre Fragen empfängt theils von der pathologischen Anatomie, theils von der practischen Medicin; daß sie ihre Antworten schöpft theils aus der Beobachtung am Krankenbett, und damit ist sie ein Theil der Klinik, theils aus dem Experiment am Thier“. —

Mit dieser Anschauungsweise in der wir die Forderungen

der Wissenschaft ausgesprochen glauben, haben wir uns auf den sicheren Boden für den Gewinn pathologischer Thatsachen gestellt und erkennen als Erkenntnißquelle derselben nur an die pathologisch-anatomische und pathologisch-physiologische Forschung und die genaue klinische Beobachtung des gesammten Ablaufes der pathischen Processe. Zugleich sehen wir gern ab von den geistreichen Definitionen der Krankheit im Ganzen und Einzelnen und von der Freude „an ihrer ästhetischen Bedeutsamkeit". Denn wir glauben nicht, daß man unserer eben aufgestellten Auffassung der Krankheit die Ehre anthun wird, sie als eine neue Krankheits-Definition zu bezeichnen. Wir wissen gar wohl, daß man heut zu Tage auf dergleichen Definitionen, die sonst wohl jeder Abhandlung über einen Gegenstand voranstehen mußten, nicht viel geben darf, eben weil sie den Gegenstand höchst selten erschöpfen und deshalb zumeist überflüssig sind; sondern daß die volle und ganze Explication des Gegenstandes seine beste und allein entsprechende Definition ist. Dagegen haben wir in unserer Auffassungsweise blos das vorliegende Object richtig einstellen und die Hauptmomente, von denen aus seine Explication versucht werden soll, kurz angeben wollen.

Ist nun, wie eben bemerkt, in die Diagnostik die Methode der exacten Naturforschung herübergenommen, und haben wir ihr in der Medicin überhaupt zum großen Heil für dieselbe das vollste Bürgerrecht gern eingeräumt; so dürfen wir auch nicht vergessen, daß eben diese Methode vor Allem ein sorgfältiges Detailstudium verlangt, daß sie auf die sorgsamste und unermüdlichste Beobachtung des Empirischen und Einzelnen dringt und ein abgesagter Feind alles Nebelns und Schwebelns, aller vornehm-unklaren Phraseologie, einer auf das leidige Imponiren berechneten Hypothesenmacherei ist. Ihr klingt deshalb der Ausspruch, daß der krank ist, der nicht gesund ist, auch keineswegs paradox; vielmehr enthält er für sie die tiefe Wahrheit, daß man genau wissen müsse, was dazu gehört, gesund zu sein; in der That eine Forderung, die in Betreff der einzelnen Organe und organischen Systeme der Arzt nicht oft genug an sich stellen und ernst genug nehmen kann. In welcher Weise aber derselben bis jetzt vielfach genügt worden ist, beweist schon der oft und immer wieder erhobene Tadel, daß der preußische Cursist z. B. sich erst zum Staatsexamen die nothwendigsten und oft so oberflächlichen anatomischen und physiologischen Kenntnisse erwerbe. — Inwiefern dieser allerdings gerechte Vorwurf allein die Lernenden trifft, dürfte sich vielleicht im weitern Verlauf noch ergeben; hier sei nur bemerkt, daß er eins der vielen Gerede über Prüfungen und Prüfungswesen bildet, welche als schwache Angriffe auf einzelne Peripheriepuncte erscheinen, während der Centralpunct des Ganzen unberührt bleibt, und die deshalb auch zu nichts führen, höchstens zur Befriedigung der geschmeichelten oder verletzten Eitelkeit dienen. Diesen Centralpunkt aber sind wir geneigt zu verlegen in einen einheitlichen Studienplan für die Erreichung einer wahrhaft wissenschaftlichen medicinischen Bildung, dessen Realisirung durch alle nur möglichen Mittel und ein einheitliches Wirken aller Lehren angestrebt wird, wie dies des Weiteren dargelegt werden soll.

Die Wissenschaft verlangt also auf dem jetzigen Standpunct ihrer Entwickelung ein sorgfältiges Detailstudium, eine sorgsame Beobachtung des Empirischen und Einzelnen, was man gegenwärtig in der Regel so zu verstehen pflegt, daß derjenige, welcher zu ihrer Pflege und Förderung Neigung und Beruf fühlt, sich aufs Microscop, aufs Experiment, auf die Chemie verwiesen sieht. Allerdings sind das unerläßliche Hülfsmittel der Forschung, weil so die speciellen Kenntnisse über einzelne noch dunkle Gegenstände erweitert, weil so auf die positivste

Weise die so nothwendige materielle Seite der Wissenschaft cultivirt wird. Allein gerade wenn eine Methode sich vorzugsweise in der Behandlung einer Wissenschaft geltend macht, muß man darüber wachen, daß die Wissenschaft selbst nicht eine einseitige Richtung nehme. Und in dieser Beziehung verdient wohl darauf hingewiesen zu werden, daß man bei diesen Untersuchungen zwar die Theile in seiner Hand hat, leider aber oft nicht blos das geistige, sondern sogar das materielle Band fehlt, und daß deshalb der Werth mancher sogenannten Entdeckung nur zu leicht überschätzt wird, während theoretische Bestrebungen zur Förderung der wissenschaftlichen Form unserer medicinischen Kenntnisse im Ganzen zu wenig beachtet werden. Denn wenn man auch mit Rücksicht auf die eben angegebene Methode nicht zugeben möchte, daß etwa vom philosophischen Standpuncte aus gegenwärtig das medicinische Wissen behandelt würde, so wird man doch einräumen müssen, daß bei der Fülle des von Tag zu Tag höher anwachsenden Materials das denkende Bewußtsein stets die Forderung wach erhalten muß, nach einer Einheit in dieser Mannigfaltigkeit, nach Ordnung oder wenigstens doch nach einem rationellen Principe, nach dem es sich diese Fülle von Einzelheiten aneigne, fort und fort zu streben. Ja selbst die exacte Naturforschung will gewiß nicht die Richtung auf das Finden der gesetzlichen Einheit aufgeben, und ist von ihr auch mit Recht die Hypothese „in das häusliche Stillleben verwiesen", so verfährt sie bei Anstellung ihrer Experimente dagegen in rechter und wahrer Weise nur, wenn sie aus dem Begriffe der Sache heraus Bestimmungen als für sie möglich voraussetzt, deren Realität sie eben durch den Versuch erproben will. — Wenn hier aber der begrifflichen und philosophischen Auffassungsweise das Wort geredet wird, so muß bemerkt werden, daß damit keineswegs jene leidige, lange genug herrschend gewesene Hypothesenmacherei gemeint sei, die besonders durch Erklärung von Thatsachen, deren ursachliche Verhältnisse entweder noch nicht gefunden werden können, oder die in rechter Weise aufzufassen viel Mühvolles und Unbequemes bieten, nicht blos unserer Wissenschaft unendlich geschadet, sondern auch die wahre Philosophie im Allgemeinen in Mißcredit gebracht hat, indem man dergleichen philosophisch sein sollende Redensarten für Philosophie ausgegeben und auch wohl dafür gehalten hat. Dagegen meinen wir die allein wahre Philosophie, welche nie durch Uebersehen und Unbeachtetlassen der Thatsachen der Faulheit und Seichtheit Vorschub leisten will; die vielmehr die vollste und freieste Beherrschung des Materials und damit zugleich das Aufsichnehmen der sauren und mühevollen Arbeit, welche die Bewältigung desselben nothwendig macht, verlangt. Diese aber sperrt sich mit vollem Recht gegen die gedankenlose Handhabung desselben; vielmehr strebt sie, das Gedankenmäßige in aller Realität zu erfassen, indem sie nach dem ihm immanenten Begriff forscht. Es sei hier nur daran erinnert, mit welchem Eifer der große Hegel seine Naturstudien getrieben hat und hatte, bevor er seine Vorlesungen über Naturphilosophie hielt, so daß er sich ein nicht geringes Detailwissen in den einzelnen Disciplinen angeeignet hatte. Um so unerklärlicher muß es erscheinen, wenn ein sonst namhafter Chirurg in seiner jüngst erschienenen Chirurgie die Philosophie zu persifliren glaubt, wenn er meint „der große Philosoph Hegel hätte trotz seiner Philosophie doch an einer genossenen Blutwurst sterben müssen!“ —

Man weiß in der That nicht, wie man Anspruch auf Denken und Gedanken machen und doch so wenig Achtung vor einer Persönlichkeit an den Tag legen kann, deren ganzes Leben ein fast ununterbrochenes Tag und Nacht sich abarbeitendes Denken war; einer Persönlichkeit, die, mit dem geistreichen Rosenkranz zu sprechen, fort und fort mit den Räthseln des Universums Brust an Brust einsam herkulischen Kampf kämpfte. —

Wenn also, wie gesagt, bei der gegenwärtigen Richtung in der Medicin theoretische Bestrebungen weniger beachtet werden, so wird sich doch das denkende Bewußtsein, welches überall bei der Auffassung der Erscheinungen und Erscheinungsweisen der einzelnen Processe das Begriffliche und Principielle herauszufinden strebt, die Anerkennung von der Wissenschaft nicht versagt sehen, um so mehr, wenn es beides als der Wissenschaft adäquat und den Thatsachen immanent aufzeigt. Denn eine solche Explication macht ja überhaupt das Wissenschaftliche einer Betrachtung aus, insofern sie den Gegenstand nicht nach einer subjectiven Nothwendigkeit, nach einer äußeren Ordnung, Classification 2c., sondern nach der Nothwendigkeit seiner eignen, inneren Natur zu entfalten und darzulegen sucht.

Aufgabe der Diagnostik und Stellung zu den übrigen Disciplinen.

Die Diagnostik strebt die Kenntniß des kranken Lebens an; dasselbe in seinen verschiedenen und mannigfaltigsten Erscheinungsweisen bildet ihr Object, diese dem Raume und der Zeit nach zu erforschen, zu ordnen und zu deuten hat sie die schwierige Aufgabe. Sie nimmt deshalb nach dem oben aufgestellten Begriff und der naturwissenschaftlichen Anschauungsweise der Krankheit, daß diese nämlich aufgefaßt werden müsse als Proceß, der in den einzelnen Organen und organischen Systemen ablaufe, so, daß diese in ihrem Sein verändert werden, ihren Ausgangspunct von dem anatomischen und physiologischen Zustande der Organe des gesunden menschlichen Körpers, und stellt den Grundsatz gleichsam als mathematisches Axiom an die Spitze, daß ohne die genaueste Detailkenntniß des Substrats und der Phänomene des gesunden Lebens die Kenntniß und Beurtheilung des Kranken durchaus unmöglich ist. Somit bildet die Anatomie und Physiologie die Basis und Voraussetzung der Diagnostik und weiter der ganzen klinischen Medicin, und schreibt ihr zugleich den Weg vor, welchen sie zur Erzielung ihrer Resultate jedesmal im Speciellen zu gehen hat. Denn da jeder pathische Proceß mehr oder weniger Veränderungen der Form und Materie und der physiologischen Function bedingt, so hat die Diagnostik zunächst stets 1) die anatomischen und 2) die physiologischen Veränderungen zu constatiren.

Insoweit wir nun im Stande sind, diese Veränderungen objectiv wahrzunehmen, sei es mit bloßen oder durch bestimmte Hülfsmittel geschärfte Sinne, hat man sie die objectiven Zeichen oder Symptome der Krankheit genannt; insoweit sie dagegen nur im Bewußtsein des Kranken, in dessen individuellem Fühlen und Empfinden existiren und aus seinen Angaben zu entnehmen sind, nennt man sie wohl die subjectiven Zeichen.

Ferner hat man der Zeit nach noch unterschieden vorübergehende und permanente Symptome, dann idiopathische und sympathische oder consensuelle, deren Auffassung und Deutung oft schwierig aber auch zugleich wichtig ist; so ist z. B. zu beurtheilen ob das Erbrechen, dieses physiologische Magensymptom, ein idiopathisches d. h. durch gastrische Reize bedingtes, oder ein sympathisches d. h. vom Hirn-Nierenreiz abhängiges ist; ferner protopathische und deuteropathische oder consecutive Symptome; z. B. ein protopathisches Leberleiden ruft durch Beeinträchtigung der Circulation der porta Ascites als deuteropathisches oder consecutives Leiden hervor. Dagegen haben Andere blos Symptomata causae, S. morbi, S. symptomatum unterschieden. Wir wollen dergleichen Eintheilungen, besonders beim Studium des Ablaufs der einzelnen Processe, ihren Werth nicht absprechen, glauben indeß den Gang der diagnostischen Forschung und die auf demselben sich ergebenden Resultate einfacher zu bezeichnen und zugleich mehr im Sinne der naturwissenschaftlichen Methode zu verfahren, wenn wir diesen weiteren Untersuchungsweg ebenfalls aus der anatomisch-physiologischen Anschauung deduciren. Wie nach dieser 1) jedes Organ seinen bestimmten anatomischen Bau, seine bestimmte Function hat, sich 2) fortsetzt und eingreift in ein organisches System, 3) eine gewisse Beziehung zu Nachbarorganen und Nachbarsphären hat, und sich endlich 4) in dem Gesammtorganismus verliert: so hat auch die Diagnostik jedesmal anzuheben mit der Erforschung der anormalen Structur- und Functionsverhältnissen des individuell afficirten Organes, und schöpft daraus die anatomischen und physiologischen Symptome der Affection; dann auf das organische System überzugehen, dem dasselbe angehört, und mit dem Reflectirtwerden dieser Affection in den Nachbarorganen und Nachbarsphären sowie im Gesammtorganismus zu enden. Auf den beiden vorletzten Stationen ergeben sich dann die sogenannten sympathischen, deuteropathischen rc. Symptome, welche wir in der Gesammtheit mit dem gemeinschaftlichen Namen der pathologischen Reflexerscheinungen bezeichnen wollen; aus der Betheiligung des Gesammtorganismus erhalten wir die Symptome des jede locale Affection von einiger Bedeutung begleitenden Fiebers, also die Erscheinungen von Frost und Hitze in verschiedener Heftigkeit und Periodicität, die Abweichung des Pulses vom Normalen, besonders rücksichtlich seiner Geschwindigkeit, Härte, Völle rc., die Störungen in den Se- und Excreten, besonders in deren Mischung z. B. des Urins, das eigenthümliche Krankheitsgefühl, die allgemeine Abmagerung. Die Auffassung und richtige Deutung dieser Reflexerscheinungen ist für den Beobachter oft mit außerordentlichen Schwierigkeiten verknüpft, insofern die Schwankungen, welche durch eine locale Störung in den fernsten Regionen des Organismus entstehen können, sich oft in keiner Weise bemessen und erklären lassen. Für ihre Auffassung sowie für die Deutung ihres Zusammenhangs mit dem Grundleiden können wir im Allgemeinen, abgesehen von manchem Individuellen und Zufälligen, zwei Hauptgesichtspunkte festhalten, nämlich auch hier wieder 1) einen anatomischen, 2) einen physiologischen. Denn die Erfahrung lehrt ad 1. die Wahrheit der Bichatschen histologischen Sympathie, daß nämlich viele Partien ein und desselben histologischen Systems ihre pathischen Störungen unter sich communiciren: z. B. die rheumatische Affection des fibrösen Gelenkapparats des Knies setzt sich als solche auf die gleichen Gebilde des Oberarms, der Hand ꝛc. fort, ohne daß man annehmen kann, daß es ein und dieselbe Ursache ist, welche sich hier und dort, nur der Zeit nach auseinander, manifestirt. Ad 2. wissen wir, daß diejenigen Organe, die zu einem größeren physiologischen Zweck zusammengeordnet sind, ein organisches System bilden und deshalb im gesunden organischen Getriebe einen bestimmten Einfluß auf einander üben, auch bei einwirkenden Krankheitspotenzen mehr weniger gleichmäßig oder antagonistisch afficirt werden (uterus und Brüste, die excretorischen Thätigkeiten ꝛc.)

Als Beispiele für den nach diesen Normen einzuschlagenden Gang der Untersuchung mögen folgende dienen:

Eine Geschwulst in der Brusthöhle hängt von der Aorta ab, diese gehört zum Gefäßsystem — so folgt dessen Untersuchung; — die Geschwulst drückt etwa auf den einen oder anderen bronchus, den Vagus etc. — so folgen die aus diesen Beziehungen zu den Nachbarorganen, zum Respirationsproceß sich ergebenden Störungen, und endlich kommen in Betracht die übrigen Reflexerscheinungen aus der Betheiligung des Gesammtorganismus. Oder es zeigt sich im Functionsbereich eines motorischen Nerven eine Störung; so haben wir zunächst die Ausdehnung derselben in diesem Nerven nach ihrer Intensität und Extensität zu constatiren; dann (er gehört zum Nervensystem) auf die sensitive und trophische Sphäre in den zunächst afficirten Organen Rücksicht zu nehmen, und endlich die etwaige Betheiligung der Centralorgane zu erforschen.

Auf diesem hier vorläufig im Allgemeinen angegebenen Gange ihrer Forschung bedient sich die Diagnostik nun einer großen Zahl von Hülfsmitteln, die ihr durch den näheren Anschluß der Medicin an die Naturwissenschaften geworden sind. Ja, es muß gesagt werden, daß durch das zu den Naturwissenschaften gewonnene Verhältniß die Cultur der Diagnostik wesentlich gehoben und ihr bedeutender Aufschwung zu einer selbstständigen Disciplin angeregt und gefördert worden ist. Sie und die Semiotik haben dadurch eine Zahl directer Prüfungsmittel der Thatsachen erhalten, die ihre Auffassungsweise in vieler Beziehung gänzlich verändert, und deren Bedeutung und Werth längst von der Wissenschaft erkannt und gewürdigt worden sind. Dieser Einfluß und die dadurch bedingte veränderte Anschauungsweise ist sogar soweit gegangen, daß man die Handhabung dieser Hülfsmittel wohl irrthümlicher Weise als alleinigen Inhalt der Diagnostik aufgefaßt und bezeichnet hat. — Eben hierdurch aber erkennt es die Diagnostik als Hauptforderung an, sich im Sinn und nach der Methode der eracten Naturforschung den Manifestationen des kranken Lebens gegenüber zu verhalten, so nämlich, daß sie vorurtheilsfrei und ohne sich selbst hineinzumischen, dieselben zu eruiren und festzustellen sich bemüht. Auch sie hat sich feindlich erklärt allem Wähnen und Meinen, aller Hypothesenmacherei, und dagegen die genaue naturgetreue Beobachtung der Erscheinungen als das Erste und Nothwendigste für ihre Folgeruugen und Schlüsse anerkannt. —

Wenn nun so eben von den der objectiven Diagnostik

gewordenen Hülfsmitteln die Rede war, so können wir den Vorwurf nicht mit Stillschweigen übergehen, der ihr auf ihrem jetzigen Standpunkt wohl gemacht wird, besonders von einer Seite her, die sich den Besitz derselben nicht hat aneignen können oder wollen. Es ist nämlich gesagt worden, daß die heutige Diagnostik die Erforschung und den Werth der subjectiven Zeichen zu gering schätze, worin mit Recht die Alten uns noch immer als Muster dienen sollen. Allerdings dürfen und wollen wir die subjectiven Zeichen keineswegs vernachlässigen, denn sie werden stets ihren großen Werth behalten, sie werden stets mehr weniger die Leiter und Wegweiser der objectiven Diagnostik sein. Allein der Vorwurf wird dadurch zurückgewiesen, daß die Bestrebungen der gegenwärtigen Diagnostik nur dahin gehen können, die subjectiven Zeichen unter die Controle der objectiven zu stellen, und daß sie in ihrem vollsten Rechte ist, wenn sie ihnen da nicht glaubt, wo ihr directere Prüfungsmittel zu Gebote stehen.

Vielleicht ist dieser Vorwurf nur insofern zu beachten, als gesagt werden kann, daß über der Fülle von neu gewonnenen Thatsachen das Studium der Alten und deren oft außerordentlich scharfsinnige Auffassung der subjectiven Zeichen vernachlässigt worden ist. — Andererseits will ich aber auch nicht versuchen, als Grund dieser Vernachlässigung der subjectiven Symptome, wenn sie wirklich stattfindet, die schon oben angedeutete geringe Pflege der philosophischen Studien darzulegen. Nur so viel ist wohl ausgemacht, daß der Arzt mit ihrer Erkenntniß und Deutung sehr oft auf rein psychologischem Boden steht. Denn was das individuelle Gemüth bewegt und das Herz füllt — wie vielgestaltig greift es ein in die Erscheinungsweisen des somatischen Seins! Wie anders ist das subjective Gefühl des über den Widersprüchen des Lebens Brütenden; wie anders das des von Kummer und

Sorge, von Mißmuth über unglückliche Familienverhältnisse Belasteten gegen das, dessen Lebenswellen, durch Freude und glückliche Ereignisse erregt, so hoch gehen; wie verschieden endlich durch die verschiedenen Lebenskreise hindurch, die alle oft an einem Tage der Arzt zu durchwandern hat! Um alle diese mächtigen Hebel und Triebfedern richtig begreifen, würdigen und, was oft so wichtig ist, für seine Zwecke leiten und benutzen zu können — welch durchgebildetes Bewußtsein, welche Tiefe der Welt und Lebensanschauung ist dazu erforderlich! Und wo anders her ist diese zu gewinnen, als aus einer gediegenen philosophischen Durchbildung? Sie allein befähigt, den eigenen Standpunct beliebig verlassen und aus verschiedenen Gesichtspuncten die verschiedenen Gestaltungen des Lebens betrachten zu können. Und so dürfte denn auch in dieser Rücksicht schon die Diagnostik zu den philosophischen Disciplinen ein specielles Verhältniß haben.

So geleitet von einer naturgetreuen Beobachtung und mit Hülfe aller ihr zu Gebote stehenden Mittel liefert die Diagnostik in dem thatsächlich Aufgefundenen und Erkannten das Material, was die Pathologie zur Bestimmung und Construction ihrer Lehrsätze zu verarbeiten und zu verwerthen hat. Diese hat aus der Symptomatologie die Semiotik zu construiren, insofern sie nach Theorie und Erfahrung den absoluten und relativen Werth der Symptome prüft und feststellt. Nur wenn diese Lehrsätze festgestellt und begründet worden sind, kann erst die Therapie daraus ihre Aufgaben erhalten. Diese hat somit ihren letzten Grund in der Diagnostik; eine therapeutische Erfahrung kann ohne Diagnostik nicht gemacht werden; sie giebt dagegen der Diagnostik die Kenntniß ex juvantibus et nocentibus zurück, welche bis jetzt vielfach nur sehr zweideutigen Werth hat.

Die Methoden der Krankheitserforschung im Allgemeinen.

Alles was ist hat eine Geschichte. Es ist entstanden und vergangen, oder es existirt noch und hat seine Zukunft noch vor sich. So haben auch die Krankheitsprocesse in der Zeit ablaufend, ihre Geschichte und zwar in ihrer Gesammtheit — Geschichte der Volkskrankheiten — wie im Einzelnen — Geschichte des einzelnen Krankheitsprozesses. — Erstere bilden den großen historischen Hintergrund. Aus ihrem Studium lernen wir, wie die einzelnen Processe zu verschiedenen Zeiten und unter verschiedenen vielfach in der Entwickelung der Gesammtmenschheit begründeten Bedingungen verschieden abgelaufen sind. Durch die erlangte Kenntniß dieser Bedingungen gewinnt die Medicin das Recht, überall ihre entscheidende Stimme abzugeben, wo es sich um große sociale Reformen handelt. „Erinnern wir uns," sagt der geistvolle Virchow, „an den Ausspruch von Cartesius, daß, wenn es überhaupt möglich sei, das Menschengeschlecht zu veredeln, die Mittel dazu nur in der Medicin gegeben seien. In Wirklichkeit, wenn die Medicin die Wissenschaft von dem gesunden und kranken Menschen ist, was sie doch sein soll, welche andere Wissenschaft könnte mehr berufen sein, in die Gesetzgebung einzutreten, um jene Gesetze, welche in der Natur des Menschen schon gegeben sind, als die Grundlagen der gesellschaftlichen Ordnung geltend zu machen? Der Physiolog und der praktische Arzt werden, wenn die Medicin als Anthropologie einst festgestellt sein wird, zu den Weisen gezählt werden, auf denen sich das öffentliche Gebäude errichtet, wenn nicht mehr das Interesse einzelner Persönlichkeiten die öffentlichen Angelegenheiten bestimmen wird."

Die Geschichte des einzelnen Processes aber ist mehr weniger kurz, mehr weniger bedeutungsvoll, wie die Geschichte des einzelnen Menschen im Verhältniß zur Gesammtmenschheit. Aus der Geschichte der Gesammtheit versteht man die des Einzelnen und umgekehrt, sowie ihr Studium zugleich von dem Vermächtniß Besitz ergreifen läßt, welches uns in der wissenschaftlichen Arbeit hervorragender Persönlichkeiten überkommen ist.

Fassen wir nun die einzelne Krankheit als Proceß, so haben wir an diesem in seiner geschichtlichen Entwickelung aufzufassen und zu begreifen:

1) seine Vergangenheit (Anamnesis),
2) seine Gegenwart (Status praesens),
3) seine Zukunft (Prognosis),
4) sein Ende (Epicrisis).

Indeß zur Untersuchung und Beobachtung kommt derselbe stets auf irgend einer Stufe seiner Entwickelung, und der Beobachter kann dann für jeden speciellen Proceß einen zwiefachen Forschungsgang wählen:

I. er trifft denselben auf einer bestimmten Entwickelungsstufe, so kann er diese zunächst nach allen Richtungen hin erforschen und dann auf die Vergangenheit Rücksicht nehmen; oder

II. er will der Entwickelung selbst nachgehen

und beginnt deshalb mit dem ersten Anheben derselben und den Bedingungen dazu. In letzterm Fall muß er von den kurz vorher noch normalen Lebenserscheinungen ausgehen.

So erhalten wir die beiden Hauptweisen der Krankenuntersuchung; erstere kann man, wie es geschehen, die analytische, letztere die genetische, historische Methode nennen.

Ad I. Die analytische Methode will den Krankheitsproceß zunächst in seinem gegenwärtigen Bestehen, auf dieser Stufe seiner jetzigen Entwickelung auffassen. Der Beobachter strebt seine Erkenntniß an durch Eruirung aller seiner Erscheinungen auf dieser seiner Entwickelungsstufe. Er beginnt deshalb mit der Ausmittelung des ursprünglich afficirten Organes und somit des Grundleidens, was sich in den meisten Fällen wird auffinden lassen. Dasselbe bildet dann den Ausgangs- und Mittelpunct der Untersuchung; alle übrigen Organe und Systeme und die in denselben obwaltenden Störungen kommen dann je nach ihrem näheren oder ferneren Zusammenhange mit dem Grundleiden in Betracht, werden gleichsam als Peripheriepuncte durch entsprechende Radien auf den Mittelpunct bezogen, und dann erst werden diejenigen anamnestischen Momente erforscht, welche in directer oder indirecter Beziehung zur Krankheit stehen. Letztere können wir wieder, je nach dem schnellern oder langsameren Ablauf der einzelnen Processe, in die der jüngsten und ferneren Vergangenheit theilen.

Ad II. Bei der historischen Methode sind in der Regel die Lebenserscheinungen in und nach den wichtigsten Entwickelungsphasen des Organismus zu erforschen, insofern die Ursachen und Bedingungen des vorliegenden pathischen Processes in den einzelnen Perioden der individuellen Entwickelung begründet sein können. Wir wollen besonders durch diese Methode eine Gesundheits- und respective Krankheitsgeschichte des individuellen Lebens haben, bevor wir uns auf Erforschung seiner gegenwärtigen Alterationen einlassen. Deshalb beginnt die Forschung hier, nachdem gewöhnlich einzelne Fragen über Alter, Stand und Beschäftigung vorweg gleichsam als Einleitung an den Kranken gerichtet sind, an den Anfangsgrenzen desselben, d. h. mit der Geburt in Rücksicht auf Eltern und nächste Verwandte, und sucht so die hereditären Krankheitskeime zu constatiren. Aber nicht blos die direct forterbenden Momente, daß z. B. ein phthisischer Vater ein phthisisches Kind erzeugt hat, sondern besonders auch die Uebergangsformen der sogenannten Krasen verdienen eine allseitige Berücksichtigung, z. B. das Verhalten der Krebskrase, der Syphilis ꝛc. in hereditärer Beziehung zu anderen etwa aus ihnen resultirenden Krankheitsformen, ein gleichsam hereditärer Metaschematismus, über den uns im Allgemeinen aber noch wenig bekannt ist. — In ersterer Beziehung wissen wir auch, daß einzelne erbliche Krankheitsformen eine ganze Generation überspringen und in der nächst folgenden erst wieder zur Erscheinung kommen können. Besonders gilt dies von manchen Geistesstörungen. Ebenso tödtete z. B. der Uterus-Krebs dieser Frau ihre Großmutter, während die Mutter verschont blieb. —

Dann durchforscht der Beobachter auf dem weiteren Geschichtsgange des individuellen Organismus die einzelnen Lebensabschnitte und Evolutionsphasen, die für den Pathologen von ähnlicher Bedeutung sind, wie die großen welthistorischen Begebenheiten, welche der Historiker als Licht- und Höhenpuncte hinstellt, um von ihnen aus die sie umgebende Gegenwart und die von ihnen datirende Zukunft besser übersehen und beurtheilen zu können. Denn die Entwickelung des Einzelnen wie der Gesammtheit, sowol die somatische als psychische, geschieht selten im ruhigen Fluß der Begebenheiten, sie ist vielmehr am häufigsten eine stoßweise, mitunter eine revolutionäre, angeregt durch das Aneinandergerathen schroffer, oft sich auf Tod und Leben bekämpfender Gegensätze. Diese Lebensabschnitte nun sind das Kindesalter mit seinen mannigfachen Störungen und den daraus resultirenden Folgezuständen; die Pubertätsentwickelung mit ihren Anomalien, mit ihrem umstimmenden Einfluß auf Constitution und Habitus, und das Jünglings- und Jungfrauenalter; das reifere Mannes- und Weibesalter mit seiner Bedeutung für die Geschlechtssphäre; die Involutionsperiode in ihrem Einfluß auf die Veränderung und Umbildung der einzelnen Organe und organischen Systeme. Aus diesen Entwickelungsphasen des speciell afficirten Organismus sind die Gesetze und Bedingungen für diese Constitution, diesen Habitus zu constatiren, so wie aus allen inneren und äußeren Verhältnissen des Individuums, besonders aus seiner Lebensweise und Beschäftigung die prädisponirenden Krankheitsursachen zu erforschen. —

Ebenso wichtig sind die bereits abgelaufenen Krankheitsprocesse, und müssen jedesmal nach ihren Ursachen, ihrem Verlaufe, ihren Ausgängen und den Bedingungen, welche möglicher Weise die Heilung erzielt haben, erforscht werden.

In irgend einem Zeitabschnitte werden wir dann dem Anheben des gegenwärtigen Krankheitsprocesses begegnen und können denselben nun Schritt für Schritt bis zu seiner jetzigen Entwickelungsstufe verfolgen. — Vergleichen wir diese beiden Methoden mit einander, so finden wir, daß der Forschungsgang im Allgemeinen immer derselbe ist, und daß nur der Ausgangspunct verschieden genommen werden kann. Diesen läßt man in der Regel durch den speciell vorliegenden Proceß bestimmen, so nämlich, daß man für die sogenannten acuten Krankheiten die analytische, für die chronischen dagegen am liebsten die historische Methode wählt.

Man kann diesen Ausgangspunct, eben durch die verschiedene Zeitdauer der einzelnen Processe bestimmt, auch noch anders wählen, und zwar so, daß man etwa zuerst mit dem status praesens beginnt, dann auf das nicht fern liegende Anheben des Processes — seine jüngste Vergangenheit — zurückgeht und endlich die praeterita nachholt, z. B. man untersucht zuerst den status praesens einer Pneumonie, dann — sie ist vor einigen Tagen entstanden — geht man auf ihr Anheben zurück und erforscht den Verlauf bis jetzt, und endlich berücksichtigt man die eigentlichen praeterita: die afficirte Lunge ist tuberkulös, oder schon wiederholt von Pneumonie befallen gewesen 2c.

Oder endlich man konnte in diesem Beispiel auch sofort mit dem Beginn der Pneumonie vor einigen Tagen anfangen, den Verlauf derselben bis zum heutigen Tage eruiren, dann den status praesens auffassen und nun erst auf die praeterita eingehen.

Will man diese beiden ebenfalls noch möglichen Ausgangspuncte der Untersuchung als zwei specielle Unterarten der beiden Hauptmethoden bezeichnen, wie dies Siebert in seiner „Technik der medicinischen Diagnostik“ thut und die erstere Weise als analytisch-genetische oder synthetische, die andere als genetisch-analytische Methode bezeichnet; so ist dagegen nichts einzuwenden, da ja Alles nur darauf ankommt, mit Bewußtsein einen bestimmten Forschungsgang einzuschlagen. Einseitig ist es aber, wenn einzelne Kliniker in allen Fällen streng die eine oder andere Methode eingehalten wissen wollen. Besonders beliebt ist in dieser Beziehung die analytische Methode, von der man so oft rühmen hört, daß sie am vorurtheilsfreiesten den vorliegenden Proceß erforschen lasse, insofern man durch bestimmte Momente der Vergangenheit, die ja von der genetischen Methode vorweg berücksichtigt werden müssen, und die allerdings oft sehr verschiedene Deutung und

Beurtheilung zulassen, nicht in der objectiven Auffassung und Beobachtung gestört werde. Indeß wir stellen als Hauptbedingung für den Beobachter, daß er sich stets objectiv und vorurtheilsfrei bei der Auffassung der einzelnen Erscheinungen verhalte, und daß die Beurtheilung und Würdigung derselben im Ganzen und Einzelnen erst am Schluß der ganzen Untersuchung eintrete. Freilich wird man in den angedeuteten Fehler verfallen können, wenn man von der streng objectiven Weise abweicht und dagegen gleich aus den ersten Klagen des Kranken eine bestimmte Krankheit bei ihm supponirt und die Untersuchung dann nur auf die Erforschung der diesen angehörigen bekannten Symptome richtet, eine Weise die nicht blos von dem bequemen Practiker geübt wird und die wir in ihrer ganzen Bedeutung sogleich des Weiteren besprechen werden. —

Die Darstellung der Krankheitsgeschichte nimmt dagegen immer ein und denselben Gang und zwar den der genetischen Methode.

Geschichte der speciellen Processe.

Was nun die Geschichte der einzelnen Krankheitsprocesse und die einzelnen bereits angegebenen Abschnitte derselben betrifft, so muß dieselbe stets entweder schriftlich ausgeführt, oder doch im Kopfe des Beobachters entworfen werden.

Von ihren einzelnen Abschnitten ist der I., die Anamnesis, bereits in dem über die genetische Methode Gesagten erörtert. Ebenso ist über den II. Abschnitt, den status praesens, in dem über die analytische Methode der Diagnostik im Allgemeinen Erörterten der zu nehmende Gang der Untersuchung bereits angedeutet. Das Speciellere hierüber muß bei der Untersuchung der einzelnen Organe und organischen Systeme seine Berücksichtigung finden. Hier sind nur noch folgende allgemeine Gesichtspuncte für den status praesens festzustellen.

Beabsichtigen wir die schriftliche Anfertigung der Krankengeschichte, so unterbrechen wir beim Uebergang aus der Anamnesis in den status praesens für einen Augenblick den Faden der Untersuchung, um dem Leser erst das Gesammtbild dieses Organismus mit Hülfe der aus der Anamnesis gewonnenen Kenntniß seiner Entwickelung vorzuführen. Wir zeichnen deshalb in hervorstechenden Zügen den Habitus, die Constitution, das Temperament des Kranken, Bezeichnungen, mit denen zwar vielfach bestimmte Begriffe nicht verbunden werden, weshalb man sie auch häufig, besonders im Pathologischen verwechselt, und bald z. B. vom phthisischen Habitus, bald von phthisischer Constitution spricht, in beiden Fällen aber den bestimmten Abdruck des inneren Krankheitsprocesses in der äußeren Form meint. Uns scheint es zweckmäßig, unter Habitus das Quantitative in der festgewordenen organischen Form, also die Größenverhältnisse im Allgemeinen (Knochenbau, Kopf-, Thorax-Bildung rc.) zu verstehen; unter Constitution das Quale der Lebensäußerungen in und an der festen Form, also mehr die in die Erscheinung tretende functionelle Seite des Organismus, z. B. diese Lage und Haltung, diese Perception äußerer Eindrücke, diese Respiration, diese Blutbewegung, dieses Auge (Blick), dieses Minenspiel (vultus); unter Temperament endlich das Quale des psychischen Seins (diese Weltanschauung, diese Urtheilsweise rc.) gleichsam als letzte Spitze der beiden vorigen Bestimmungen, insofern ja von diesen mit die geistige Stimmung (Temperatur) abhängt. —

Haben wir nun nach diesen 3 Richtungen hin die Hauptmomente und zugleich das, was pathologisch wichtig an ihnen gefunden, hervorgehoben, so nehmen wir den Faden der Untersuchung wieder auf und zwar in der bei der analytischen Methode vorgezeichneten Weise. Will man indeß sogleich nach dieser Methode die Untersuchung beginnen, so wendet man sich, nachdem auch hier Alter, Stand und Beschäftigung des Kranken vorweg gleichsam als Einleitung erfragt sind, wie angegeben, sofort an die Ausmittelung des ursprünglich afficirten Organes. Auf dasselbe leitet in der Regel der Kranke die Aufmerksamkeit des Beobachters durch Angabe eines subjectiven Zeichens hin, und am häufigsten ist es unter den subjectiven Symptomen der Schmerz, „dieser Barometer der Gefahr für den Kranken“, der als Wegweiser benutzt wird, und wir wollen uns deshalb von ihm einmal durch die einzelnen Phasen der Untersuchung hindurchführen lassen.

Klagt Jemand Schmerz, so ist nach der aufgestellten Anschauungsweise der Krankheit die erste Frage nach dem Sitze desselben zu stellen: — wo ist der Schmerz? und zwar 1) in welchem Organe oder in welchen Organen? und 2) in welchen anatomischen Gebilden derselben; d. h. es ist der anatomische Ort der Affection zu erforschen, denn „was nützt die ärztliche Beobachtung, wenn man nicht weiß, wo die Krankheit ihren Sitz hat?“ sagt der unsterbliche Bichat. Und dann wissen wir auch nur zu gut, daß heftige „Bruststiche“ dem oberflächlichen Beobachter sogleich an eine pleuritis denken und sofort zum Stethoscop greifen lassen, während der umsichtigere theils durch die nähere Bestimmung des Sitzes, theils durch den gleichzeitig vorhandenen Arm-Nackenschmerz 2c. auf einen Rheumatismus der Brustmuskeln hingeführt wird. —

Die zweite Frage ist: „wann ist der Schmerz?“ Auch diese Frage ist doppelt, insofern sie sich bezieht einmal auf die Zeit als solche (Tageszeit), und zweitens auf die Zeit der Ruhe oder der Function; oder auf eine bestimmte Situation (Druck, bestimmte Stellung und Bewegung 2c.) des afficirten Organs. Diese Frage ergiebt die pathologisch-physiologischen Symptome, aus denen sogleich die Controle für das subjective Zeichen zu entnehmen ist (man läßt das Organ functioniren, bringt es in eine bestimmte Situation, befühlt, drückt es 2c.) Bei dieser Controle erfährt man dann zugleich die pathologisch-anatomischen Veränderungen.

Die dritte Frage ist: „wie ist der Schmerz?“ Dies giebt die rein pathologischen Symptome, insofern nämlich Beobachtung und Erfahrung, aus welchen die allgemeine und specielle

Pathologie geworden, lehrt, daß das Quale des Schmerzes in verschiedenen Krankheiten verschieden ist; so der reißende Schmerz des Rheumatismus, der bohrende Knochenschmerz der Syphilis &c.

Oder nehmen wir den Husten als Beispiel. Er ist ein functionelles Symptom; deshalb fragen wir zunächst: wann ist er? (der Tageszeit nach — Morgens früh der phthische — Abends — vorzugsweis der catarrhalische — oder er ist beim tiefen Inspiriren — worauf wir zur Controle den Kranken inspiriren lassen. Dann ist er wie? schmerzhaft, trocken, feucht &c. — so folgt die Inspection und nähere physikalische Untersuchung der sputa. —

Man kann indeß auch vorweg die subjectiven Angaben des Kranken nach diesen drei Richtungen hin erforschen und dann erst ihre Controle durch die objective Diagnostik nachfolgen lassen. Dies ist besonders dann anzurathen, wenn letztere eine Reihe ihrer Hülfsmittel, welche sind: Inspection, Palpation, Mensuration, Auscultation und Percussion, die chemische und microscopische Untersuchung verschiedener dem Organismus entnommener Stoffe, in Anwendung zu bringen nöthig hat. —

Verallgemeinern wir nun hier zugleich diese 3 Fragen, so umfaßt die erste in allen Fällen die in Betracht kommenden anatomischen Verhältnisse und Bestimmungen und muß, wo es sich um solche handelt, immer zuerst gestellt und beantwortet werden. Die zweite schließt stets die physiologischen Störungen ein und giebt zumeist die Controle für subjektive Angaben; in letzterer Beziehung verbinden wir sie wohl häufig mit einem „warum" oder „weshalb nicht", besonders wenn der Kranke mit Angabe einer physiologischen Störung anhebt, wie z. B. er könne nicht schlucken, oder den Fuß nicht aufsetzen, die Hand nicht bewegen &c., etwa so: Kranker: „Ich kann meinen Fuß nicht aufsetzen." Arzt:

Weshalb nicht? Kranker: „Dann habe ich lebhaften Schmerz.“ Arzt: Wo haben Sie den Schmerz? ꝛc. ꝛc.

Die dritte Frage umfaßt überall das Quale, den Grad, die Heftigkeit ꝛc. und damit das Allgemein-Pathologische.

Wir können nicht umhin, hier wiederum darauf aufmerksam zu machen, wie aus unserer aufgestellten Anschauungsweise der Krankheitsprocesse sich einfach und in logischer Ordnung sowol die bestimmten an den Kranken zu richtenden Fragen formuliren, als auch die obwaltenden Störungen sich ergeben, und es dürfte leicht sein, diese principielle Reihefolge der Forschung für die verschiedenen Störungen in den einzelnen Organen und organischen Systemen im Einzelnen durchzuführen, worauf wir am Schluß noch beispielsweise in etwas eingehen werden. So gewinnen wir ein bewußtes Princip für Ordnung und Methode, die man mit Recht im Krankenexamen verlangt, für ein bestimmtes Formuliren der an den Kranken zu richtenden Fragen, auf welche er stets eine einfache und bestimmte Antwort zu geben im Stande ist, und vermeiden so am besten Weitschweifigkeit und Wiederholung, die so oft Arzt und Kranken verwirrt. Niemals aber darf die an den Kranken gestellte Frage, wie das so oft geschieht, die bestimmte von uns wohl gar erwartete Antwort schon involviren, weil sehr viele Kranke, sei es aus Bequemlichkeit, sei es aus Complaisance ꝛc. nur zu leicht in ihren Antworten sich bestimmen lassen, wenngleich wir natürlich den jedesmaligen Standpunct der Bildung, das Bewußtsein, die Anschauung und das Urtheil des Kranken berücksichtigen müssen. Ferner sehen wir sofort den gesammten Symptomencomplex in der schon S. 11. ꝛc. angegebenen Ordnung in drei größere Gruppen sich sondern, wodurch die Uebersicht und Beurtheilung außerordentlich erleichtert wird.

Hauptsächlich aber vermeiden wir durch eine solche Forschungsweise den schon oben gerügten Fehler mancher Practiker, welche die specielle Diagnostik so zu verstehen scheinen, als müsse man im speciellen Fall sofort nach den ersten Angaben des Kranken „an eine specielle Krankheit denken" und dann zusehen, ob die für dieselbe angegebenen bekannten Symptome im und am Kranken vorhanden sind. Wohl müssen wir im gegebenen Fall nach diesen oder jenen Symptomen fragen, besonders bei Kindern und mente capti, wo die Umgebung einzutreten hat; allein diese Fragen müssen stets in der eben angegebenen Weise und nur in den seltensten Fällen von vorn herein schon mit Rücksicht auf einen speciellen durch sie etwa charakterisirten Proceß gestellt werden. So hört man z. B. wohl nach oberflächlicher Anschauung einer Geschwulst sogleich die Frage aufwerfen: „was kann das alles sein?" und nun wird dann oft ohne Methode und bunt durch einander nach den bekannt gewordenen Symptomen für Krebs, Fibroid rc. herumgefragt und gesucht, um den einen oder anderen Symptomencomplex und damit die eine oder andere vorweg angenommene Form als vorhanden oder fehlend zu constatiren. Oder der Mensch klagt Schmerzen im Bauch, so denkt man, zugleich etwa durch Lage, Haltung rc. bestimmt, an eine Entzündung, ja vielleicht schon speciell an eine enteritis oder peritonitis, und beginnt deshalb sofort damit, nach den diese Krankheitsformen charakterisirenden Symptomen zu fragen und zu forschen; finden sich diese nicht, so leiten die angestellten Fragen vielleicht auf die Vermuthung, der Mensch habe keine „Itis", sondern eine Neuralgie, oder man bleibt endlich beim Rheumatismus der Bauchmuskel stehen.

Aus dieser Auffassungsweise der speciellen Diagnostik resultirt eine außerordentliche Zahl Fehler und Irrthümer, die man fast täglich von Practikern begehen sehen kann.

Als Hauptirrthum müssen wir aber den hervorheben, daß hier die Symptomatologie, also die objective Auffassung der verschiedenen Krankheitsäußerungen, sofort als Semiotik oder Semiologie, welche die einzelnen Zeichen in ihrem jedesmaligen absoluten und relativen Werthe zu nehmen hat, behandelt wird.

Man beginnt also mit der Diagnostik gleichsam von hinten, indem man nämlich eine Krankheitsform, die erst aus der Combination bestimmter Symptome erschlossen werden soll, voraussetzt und dann zusieht, ob sie in diesem Falle auch in ihren sonstigen Symptomen erscheint. Es begreift sich leicht, wie viel auf diese Weise in einen Kranken hinein oder aus ihm herausexaminirt werden kann, wenn man mit solchen vorgefaßten Meinungen an die Untersuchung geht; weshalb auch der Eine nur Leber, der Andere nur Hirn-Nervenkrankheiten 2c. überall sieht und findet. Was wurde nicht früher z. B. alles einem Menschen angedichtet, der nun einmal ein sogenanntes Abdominalgeschwür haben sollte! nicht zu gedenken der Schmach, die einer großen Anzahl gegenwärtiger preußischer Aerzte einmal angethan wurde, die sich unter das Joch einer mit eiserner Consequenz überall verlangten Leberphysconie, Herzerweiterung und Eiweißdyscrasie eines früheren Examinators im Staatsexamen beugen mußte! — Ferner ist es klar, daß man auf diese Weise häufig in ein solches Gewirr von abgefragten Symptomen geräth, daß man dann unmöglich zur klaren Uebersicht und richtigen Deutung sich zurückzufinden im Stande ist, und hinterher doch oft das Wesentlichste zu fragen vergessen hat. — Freilich soll vor solcher Verwirung diagnostisches Genie, practischer Tact und wie die begrifflosen Redensarten sonst heißen mögen, bewahren, und es könnte auf den ersten Blick wohl so etwas von höherer Begabung, von Divination 2c. darin liegen, unter einer Reihe von Möglichkeiten sofort, ohne ein rechtes Weshalb? oder Warum? die rechte herausgreifen zu sehen, wenn in den meisten Fällen nur nicht bloße Zufälligkeit und einige Uebung das Bestimmende wären. — Oft aber wird diese Weise von der sogenannten ärztlichen Klugheit oder Politik dazu benutzt, dem Laien zu imponiren, welcher dann hinterher den außerordentlichen Scharfblick seines Doctors rühmen soll, der ihm ja seine ganze Krankheit vorerzählt, wie wenn er das Alles vorher gewußt habe! Mag sich der Charlatan bei hysterischen Weibern und Hypochondristen ein Weilchen in Ruf und Ansehen bringen und seiner Eitelkeit die Freude bereiten, von dem ungebildeten Bewußtsein wohl gar als eine außerordentliche Persönlichkeit angesehen zu werden; die wissenschaftliche Forschung verachtet solche Kunstgriffe, die dann auch den Gebildeten gegenüber nicht lange stichhaltig sich erweisen. — Allerdings zählen wir unter den Heroen unserer Kunst einige vorzüglich begabte Persönlichkeiten, die durch Schärfe der Sinne (der alte Heim erkannte die meisten Exantheme durch den Geruch) und man kann sagen eine gewisse instinctive Anschauung sich sofort orientirt haben und in ihrer Semiotik sehr einfach gewesen sind. Allein ihre Zahl ist sehr gering. Sie gehören als Ausnahmen zum größten Theil einer Vergangenheit an, die es überhaupt wegen der mangelnden Hülfsmittel in der Diagnostik nur bis zu „Ideen", einzelnen Angaben, sogenannten allgemeinen Regeln gebracht hat, die immerhin ihren Werth haben, selbst da, wo sie sich auf das aller Aeußerlichste, wie z. B. der Atzt sich kleiden, mit welcher Miene und Haltung er ans Krankenbett treten solle ꝛc. beziehen. Mit vielen solchen Regeln aber wird es einem gehen, wie wenn man vor seinem Eintritt in die Welt Knigge's Umgang mit Menschen studiren, oder zur Cultur der Höflichkeit des Herzens und der humanen Gesinnung ein Complimentirbuch brauchen wollte, während doch der Anstand, das ganze Geriren des gebildeten Menschen eben von innen herausgeregelt nnd bestimmt werden muß. — Die Diagnostik aber als specielle wissenschaftliche Disciplin zu cultiviren ist der neuen naturwissenschaftlichen Anschauungs- und Forschungsweise vorbehalten, welche die nüchternste Beobachtung der Thatsachen, das vorurtheilfreieste und phantasieloseste Verhalten ihnen gegenüber verlangt, und deshalb bei Auffassung der pathologischen Veränderungen vor Allem immer von der Möglichkeit ihres vorhandenen Substrats, d. h. von der Anatomie und Physiologie auszugehen sich bestrebt. — Hauptsächlich aber ist obige Auffassungsweise dem Anfänger so nachtheilig, weil sie der Trägheit und Gedankenlosigkeit Vorschub leistet, insofern sie nicht auf die Unerläßigkeit gediegener Vorstudien hinweis't, nicht ein genaues Studium der normalen Verhältnisse und Lebenserscheinungen als die allein sichere Basis für das Studium pathischer Processe voraussetzt. Dagegen wird nach der von uns aufgestellten Anschauungsweise der Anfänger sich von vorn herein gewöhnen müssen, diejenige Methode der Untersuchung anzuwenden, welche ihn befähigt, im gegebenen Fall alle eine Krankheit characterisirenden Syptome herauseraminiren zu können, ohne einmal die Krankheit selbst dem Namen nach zu kennen; er wird darin für jeden pathologischen Proceß principiell den Gang der Untersuchung und Erforschung finden, auf welchem ihm kein Symptom von Bedeutung entgehen und der doch zugleich der kürzeste, einfachste und durchaus frei von verwirrender Wiederholung sein dürfte.

Sind nun so die einzelnen Störungen in dem ursprünglich afficirten Organe erforscht, so ist der weitere Gang der Untersuchung und Erforschung der von uns mit dem Gesammtnamen der pathologischen Reflexerscheinungen bezeichneten Störungen in den übrigen Organen und organischen Systemen an dem so eben citirten Orte bereits entwickelt und vorgezeichnet. Ebenso ist dort schon auf die Forderung hingewiesen, daß von dem Untersuchenden bei jeder Affection von einiger Bedeutung kein wichtiges Organ oder organisches System des Organismus übergangen werden darf; er muß erfahren und wissen, in welchem Zustande sie sich befinden. Denn eben diese pathologischen Reflexerscheinungen sind so mannigfach und variabel, daß die sich mit ihnen besonders beschäftigende Lehre von der Combination und Exclusion der Krankheitsprocesse es noch nicht zu sehr viel Bestimmtem und Grundsätzlichem gebracht hat. — Aber gegen diese Forderung wird uns von mancher Seite der Einwand nicht ausbleiben, daß dies das alte a capite ad calcem sei, welches bei entsprechender Sachkenntniß zum mindestens überflüssig und von dem beschäftigten Practiker wenigsten nicht in Anwendung kommen könne. Unter dieser Sachkenntniß versteht man dann, daß man z. B. beim Rheumatismus nicht unterlassen werde, das Herz zu untersuchen, auch wenn kein subjectives Zeichen darauf hinführe; daß es aber höchst „unpractisch" sei, den Kranken unnöthig belästigen und ängstlich machen müsse und was dergleichen Redensarten mehr sind, hinter welche sich oft, man kann es dreist sagen, die Faulheit und Gedankenlosigkeit versteckt, wenn man dies bei einfachem Brustcatarrh ebenfalls executiren wolle. Und doch muß man wieder zugeben, daß ein einfacher catarrhalischer Husten von der größten Bedeutung wird, wenn ein Herzleiden mit als Ursache im Hintergrunde spielt, sowie man nothwendig eingestehen muß, daß wir im Rheumatismus nur deshalb dem Herzen eine besondere Aufmerksamkeit zu widmen gelernt haben, weil umsichtige Forscher mit großer Sorgfalt ihre Untersuchungen anstellend, seine Betheiligung, die sich anfänglich oft durch kein hervorstehendes subjectives Zeichen documentirt, nachgewiesen haben. Nicht zu gedenken der practischen Fahrlässigkeit, die fortgehend auf Hysterie, nervöse Beschwerden, Hypochondrie, Dyspepsie rc. rc. curirt, während materielle Störungen in der Sexual- oder gastrischen Sphäre, in den Nieren rc. als Grundursachen unbeachtet bleiben, erinnern wir nur noch daran, mit welcher naiven Offenheit man oft erzählen hört, daß eine Krankheit durch ihre Erscheinungen so sehr eine andere verdeckt habe, daß man erst am Sectionstische von letzterer Kenntniß erhalten. Man glaubte z. B. eine meningitis, ein delirium postatorum vor sich zu haben, und auf dem Sectionstisch habe man gleichzeitig die heftigste pleuritis, pericarditis, pneumonie gefunden und sich nun gewundert, daß der Mensch stets ruhig respirirt und keine „Beschwerde auf der Brust" geklagt habe, weshalb man natürlich nicht darauf gekommen, die Brust gehörig zu untersuchen. Freilich wird die critisirende Sachkenntniß hinterher hier wieder mit ihrer physiologischen Kenntniß sich breit machen, nach der sie wisse, daß bei derartigen Hirnaffectionen die Perception peripherischer Reize total verloren gehen kann; traurig nur ist es, daß wegen Principlosigkeit in der Untersuchung der Mensch vielleicht das Leben verloren hat. — Allerdings treten manche Processe unter so versteckten und verwirrenden Erscheinungen auf, daß selbst von dem umsichtigsten und tüchtigsten Diagnostiker wohl Irrthümer begangen werden. Allein wenn bei Erscheinungen einer Blasenaffection ein Blasenkrampf oder dergleichen angenommen wird, und hinterher sich eine antroversio eines in den ersten Monaten der Schwangerschaft befindlichen Uterus und in Folge dieser nicht erkannten und gehobenen Schieflagerung heftige Blasenentzündung und später abortus auftritt; oder wenn, was ebenso häufig, Stricturen, Prostataleiden die unbeachtet gebliebenen Bedingungen sind; so dürfte sich wohl schwerlich eine medicinische Jury finden, die hier nicht das höchste Strafmaß über den behandelnden Practiker ausspräche. Dergleichen Irrthümer aber vermeidet man nicht durch diese oder jene Regel, sondern dadurch, daß man ein durchgreifendes Princip anerkennt und executirt, wie wir es in unserer obigen Forderung enthalten glauben.

Nach diesen Andeutungen über die Auffassung und Bedeutung des status praesens, deren weitere Ausführung im Speciellen nicht schwer sein dürfte, gehen wir zum III. Abschnitt der Krankengeschichte, der speciellen Diagnose über.

Bis zu diesem Abschnitte der Krankengeschichte hat sich der Diagnostiker also rein objectiv verhalten, insofern er alle pathischen Erscheinungen an diesem Organismus mit der Treue und Wahrheit des nüchternen Naturforschers und zuverlässigen Historikers aufgefaßt hat. Er wendet sich mit diesem gesammelten Material von der Untersuchung ab, um dasselbe zur Construction eines speciellen Krankheitsbildes zu verwerthen. Die gedankenmäßige Ordnung die in der Gruppirung und Anordnung des Einzelnen in diesem Gesammtbilde vorwalten soll und muß, zwingt ihn, sich aus den Erscheinungen zunächst Hauptgruppen zu bilden. Er wird deshalb zweckmäßigerweise die Hauptmomente der Vergangenheit und Gegenwart noch einmal recapituliren und dabei zugleich Critik und Taxation in der Weise in Anwendung bringen, daß die wesentlichen immer in den Vordergrund zu stehen kommen und diesen dann die weniger wichtigen subsumirt werden. Diese Recapitulation kann nach einer der angegebenen beiden Hauptmethoden geschehen, so nämlich, daß man mit den Hauptmomenten der Vergangenheit anhebt: von diesen Eltern geboren — unter diesen Verhältnissen der Kindheit, der Jugend, unter dieser Beschäftigung, Lebensweise, Gewohnheit ꝛc. groß geworden — von diesen Krankheiten früher befallen, die so oder so abgelaufen — gegenwärtig durch diese Ursachen erkrankt ꝛc. — und nun folgen endlich die Erscheinungen des status praesens; oder man kann auch umgekehrt, also analytisch erst mit den Erscheinungen des status praesens beginnen und dann in der angegebenen Weise die praeterita nachholen.

Für die Gruppirung der Symptome des status praesens gilt die für sie angegebene Reihefolge. Es stehen also oben an die Symptome der anatomischen Störung, diesen folgen die der physiologischen Function mit den Symptomen aus den Se- und Excreten und diesen schließen sich an die pathologischen Reflexerscheinungen in derselben Ordnung. Den Werth und Platz aber der einzelnen Zeichen innerhalb dieser Gruppen bestimmt die allgemeine Pathologie, welche eben den absoluten Werth des einzelnen Symptoms als σημεῖον lehrt (Semiotik), den relativen Werth dagegen, und damit die Semiologie hat die specielle Pathologie, also die Erfahrung für den einzelnen Fall festzustellen. Dieses richtige Princip für die Beurtheilung und Verwerthung der einzelnen Symptome, daß sie nämlich als Zahlen angesehen werden müssen, die neben ihrem absoluten noch einen relativen Werth haben, welchen sie jedesmal nach der Stelle wechseln, die sie in einer bestimmten Reihe einnehmen, hat unseres Wissens zuerst Schoenlein ausgesprochen. Mit dieser Anschauungsweise der Symptome hat freilich die immer schon schwankende Annahme von pathognomonischen Zeichen, die in keiner Krankheit existiren, den letzten Stoß erhalten; vielleicht zum Leidwesen mancher Practiker, weil die specielle Diagnose allerdings dadurch erschwert ist, aber nichtsdestoweniger zur Verherrlichung der Wissenschaft. Denn eben damit ist die Medicin ja erst eigentlich den Händen der Schäfer und Quacksalber entrissen, indem ein solches Laienbewußtsein, das zwar auch Krankheitserscheinungen zu beobachten und bestimmte Mittel dagegen in Anwendung zu bringen sich vermißt, erfahren muß, daß zum Verständniß dieser Wandelbarkeit in den Erscheinungen und Zeichen und zur eigentlichen Würdigung derselben der Blick aufs

Ganze und die Weihe der Wissenschaft erforderlich ist. — Deshalb bekundet sich auch nirgends mehr die Verstandesschärfe des Diagnostikers und vor Allem die Reife und Klarheit seines wissenschaftlichen Bewußtseins, als in der scharfen Sonderung und Würdigung der Symptome in ihrem relativen Werthe.

Durch diese Combination und Variation der vorhandenen Zeichen zu bestimmten Complexen und Reihen erhalten wir nun das Gesammtkrankheitsbild, für das wir dann aus der speciellen Nosographie, in welcher Beobachtung und Erfahrung solche Bilder entworfen und niedergelegt haben, den Namen entnehmen. Bei diesem Acte der Vergleichung können die mathematischen Bestimmungen der Congruenz, der Gleichheit und Aehnlichkeit maßgebend sein. Wie nämlich Größen congruent sind, deren Form und Inhalt gleich; so können wir für das vorhandene Krankheitsbild möglicherweise ein congruentes aufgezeichnet finden. Oder es fällt die eine oder andere Bestimmung aus: es existirt entweder nur Formgleichheit, dann haben wir die Aehnlichkeit; oder nur der Inhalt ist derselbe, dann haben wir die eigentliche Gleichheit.

Wir suchen demnach vor Allem nach einem congruenten Bilde, wenn wir einen positiven Namen für das vorhandene Krankheitsbild festsetzen wollen, und ziehen dabei die gleichen und ähnlichen in der Weise in Betracht, daß sie zugleich mehr weniger zur negativen Bestätigung dienen. So haben wir in jedem speciellen Fall die positive und die Vergleichs-Diagnose. Eine fractura colli femoris z. B. ist aus diesen Gründen eben eine Fractur und keine bloße contusio coxae, keine Luxation, trotz der etwaigen Gleichheit oder Aehnlichkeit der einen oder anderen Gruppe der Erscheinungen. Diese Vergleichs-Diagnose, auch wohl Diagnose durch Exclusion genannt, ist um so wichtiger, wenn die einzelnen Processe versteckt und in ihren Erscheinungen verwirrt auftreten: oder wenn, was häufig, im Beginn einer Krankheit, diese sich noch in der Unbestimmtheit des Werdens befinden; oder wenn aus diesem oder jenem Grunde die erste Untersuchung kein vollständiges Resultat ergeben hat. Außerdem müssen wir uns auch früh gewöhnen, nur in seltenen Fällen Krankheitsbilder zu erhalten, die den in den Nosographien verzeichneten durchaus congruent sind; gerade wie der denkende Arzt nur in seltenen Fällen dieselbe Krankheit in verschiedenen Individuen mit denselben Mitteln behandelt. Denn die Krankheitsprocesse richten sich so häufig nicht nach unseren Begriffen von Raum und Zeit, sie machen ihren Ab- und Umlauf oft unter Einflüssen und Bedingungen so individueller oft auch zufälliger Art, daß dieselben jenseits unseres Wissens fallen und sich jeglicher Berechnung entziehen. —

Sind nun so die einzelnen Momente zur Construction des Krankheitsbildes als gegebene Facta aufgefaßt und verwerthet, ist das Geschehene somit nach der Methode der Naturwissenschaft und des treuen Historikers überliefert und logisch geordnet; so will das denkende Bewußtsein vor Allem auch um die G e n e s e desselben wissen, diese möglichst allseitig begreifen.

Dies giebt den IV. Abschnitt der Krankengeschichte: d i e A e t i o l o g i e.

In der Aetiologie soll aus der Analyse der krankmachenden Potenzen und deren Wirkungen im Allgemeinen und dann im Speciellen in d i e s e m Organismus gezeigt werden, w i e und w a r u m d i e s e Krankheit in i h m zur Entwickelung respective zu d i e s e m bisherigen Verlaufe gekommen ist. Sie giebt gleichsam die Philosophie der bisherigen Geschichte und hat somit den nothwendigen Entwickelungsgang des pathischen

Processes, soweit dies nach dem Standpunct der Wissenschaft möglich ist, aufzuzeigen. Diese Entwickelung deshalb noch einmal durchgehend, bemühen wir uns vor Allem, für jede Hauptphase derselben die Ursachen und Bedingungen aufzufinden und unter diesen causae stehen demnach oben an 1) die causae hereditariae, welchen sich 2) die causae praedisponentes anschließen. Beide verlangen ein näheres Eingehen auf die Anamnesis, in welcher ja der Entwickelungsgang dieses individuellen Organismus aufgezeichnet worden ist. Erstere führen uns dann sogar in das dunkele Gebiet der Zeugung und Fortpflanzung, sowie auf das ebenfalls noch allseitiger Beobachtung und Erfahrung bedürfende Fötalleben; in letzteren haben wir alle die Krankheitsnoxen zu begreifen, welche erfahrungsmäßig aus den socialen Verhältnissen im Großen, sowie aus der Lebensweise, Beschäftigung, Wohnung und aus früher abgelaufenen Krankheitsprocessen resultiren.

Dann folgen 3) die causae occasionales, welche eben als Gelegenheitsursachen noch viel Schwankendes und Ungewisses haben. Denn weshalb z. B. eine Erkältung oder Durchnässung in diesem Menschen einen acuten Rheumatismus setzt, in jenem eine pneumonie oder eine intermittens hervorruft, ist vielfach noch unerklärt, wenngleich wir in vielen Fällen in der bestimmten Organisation des Individuums, also in den beiden vorigen causae, manche Gründe hierfür suchen und finden können. Ueberhaupt aber ist über die directe nächste Einwirkung dieser Noxen und die diesen folgenden organischen Veränderungen der naturwissenschaftlichen Forschung noch ein weites Feld gelassen, weil die bisher üblichen Erklärungen zumeist hypothetisch sind. —

Die Alten hatten endlich 4) noch causae proximae, welche nach den causae occasionales erst das eigentliche Wesen der Krankheit setzen sollten. Nach unserem heutigen Krankheitsbegriff indeß fallen diese causae proximae mit der

Krankheit selbst zusammen, eben weil wir nicht mehr wie jene das Wesen von der Erscheinung trennen. So kennen wir z. B. kein Wesen der Entzündung, das da bestehen sollte in erhöhter Lebensthätigkeit mit anomaler Vegetation und wie die sonstigen ziemlich zahlreichen Definitionen alle heißen mögen; sondern wir nehmen das Wort für einen Proceß, der in einer Reihe von örtlichen und allgemeinen Erscheinungen abläuft, welche Erscheinungen eben in ihrer Gesammtheit als Entzündung bezeichnet werden. Wollten wir im Sinne der Alten hier von causae proximae sprechen, so könnten wir die Stase der Blutkörperchen als solche bezeichnen. — Auch hier hat die nüchterne naturwissenschaftliche Anschauung vielfach aufgeräumt und gezeigt, daß Vorurtheile, luftige Speculationen und falsche Theorien, denen hier so recht Thür und Thor geöffnet und von denen die „imaginären, eleganten" Aetiologien mancher älterer Autoren so voll sind, am besten dadurch vermieden werden, daß wir uns durchaus auf dem Boden der Thatsachen halten und vor Allem das Experiment am Thier als die sicherste Basis für das Studium der krankmachenden Potenzen festhalten. „Das Experiment", sagt in diesem Sinne der geistreiche Virchow, „ist die höchste und letzte Instanz der pathologischen Physiologie; das Experiment zeigt allein die **bestimmte** Erscheinung in ihrer Abhängigkeit von der **bestimmten** Bedingung, denn diese Bedingung ist eine willkürlich gesetzte."

Während wir nun so in der Aetiologie zugleich eine nähere Begründung der speciellen Diagnose erhalten, sehen wir auf dieser Entwickelungsstufe der Diagnostik ihre Grundgedanken, sowie ihr Verhältniß zu den übrigen Disciplinen gleichsam wie zum Schluß noch einmal deutlich hervortreten, um wo möglich auch hier die leitenden Grundsätze für die zu fassenden Schlüsse und Folgerungen abzugeben. Es ist nämlich dies Organ in **dieser** seiner anatomischen Structur erkrankt (Anatomie und pathol. Anat.), seine physiologische Bedeutung ist eine andere geworden sowohl in Bezug auf das nächste physiologische System, dem es angehört, als auch in Bezug auf den Gesammtorganismus (Physiologie, pathol. Physiol.) es ist zu dieser Zeit, durch diese Einflüsse erkrankt und hat später ebenfalls als Krankheitsursache auf andere Sphären gewirkt (Pathologie).

Damit ist nun eigenlich die specielle Diagnostik, die ja in ihrer Auffassung von der Entwickelung der Processe ausgegangen, hier zu Ende; denn die Zukunft und das Verschwinden der Krankheit aus der Zeit hat ja seine Geschichte noch vor sich. Allein wie der Einzelne der Gestaltung seiner Zukunft nicht passiv zusehen, ein ganzes Volk an seiner historischen Mission möglichst selbstbewußt arbeiten soll; so wollen und dürfen auch wir dem Ablauf der Krankheitsprocesse nicht gleichgültig zusehen, „und's gehen lassen wie's Gott gefällt", sondern wir müssen dahin streben, daß der Ablauf entweder vollständig von uns bestimmt wird vermöge der uns zu Gebote stehenden Mittel, oder daß wir, die Macht der Endlichkeit anerkennend, sie in ihren letzten das Individuum vernichtenden Consequenzen zum wenigsten klar überschauen.

Dieses Bestreben des Arzes, auf die weitere Gestaltung, also auf die Zukunft des vorliegenden Processes Einfluß zu üben und zu gewinnen, findet in der Krankengeschichte seine nähere Discussion und Begründung im folgenden V. Abschnitt: der Prognose.

Der Arzt soll auch in die Zukunft sehen, sagt man, und sieht dabei diesen Blick in der Regel als einen humanen Act an, den derselbe theils aus Rükfsicht für seinen Kranken und dessen Umgebung, die vor Allen wissen wolle, was sie zu fürchten und zu hoffen, theils aus Rücksicht auf sich selbst vollziehe, um sich nämlich als einsichtsvollen Kenner der Krankheit zu zeigen und zugleich seinen Ruf als Practiker zu begründen oder zu bewähren. Ja, man behauptet sogar von manchen Practikern, daß sie diesen Scharfblick so sehr im Interesse ihrer Eitelkeit verwenden, daß sie den Kranken nicht gern nachher noch unter den Lebenden an sich wieder vorübergehen sehen, dem sie einmal das Leben abgesprochen haben. Es wird uns dann auch hier wieder dieser oder jener practische Rath gegeben, nämlich die Sache immer etwas schlimmer zu machen als sie sei, damit man hinterher eine große, glückliche Kur gemacht habe; — oder wenn man selbst nicht recht wisse, woran man sei, mit entsprechenden Mienen und Gesten einen passenden Pythia-Ausspruch zu thun, um sich den Rücken frei zu halten. —

Freilich wird der practische Arzt in den meisten Fällen nicht umhin können, in dieser Beziehung humanen Rücksichten Rechnung zu tragen; bestimmter ärztlich-politischer Regel aber bedarf es für den nicht, der mit Ernst und Würde, mit Verstand, Wissen und Können zugleich diejenige Humanität im Charakter verbindet, welche überall das Menschliche im Menschen ehrt und anerkennt, die den tiefsten Schmerz und die höchste Freude, welche die Menschenbrust nur zu füllen vermag, und deren Zeuge zu sein einerseits eine trübe, andererseits aber auch eine erhebende Seite des ärztlichen Berufes ist, mitzufühlen befähigt. —

In Wahrheit aber müssen wir die eigentliche Bedeutung der Prognose so fassen, daß in ihr die in der Aetiologie gezogenen Schlüsse und Folgerungen eine weitere Entwickelung und Verwerthung erfahren, und beziehen sich diese, wie gezeigt, auf den ganzen Entwikelungsgang der als Proceß gefaßten Krankheit, so kann man die Prognose gleichsam als fortgesetzte Aetiologie aussprechen. Ist nun dieser Proceß in seiner bisherigen Entwickelung klar überschaut und erkannt, so werden wir, gestützt auf die Erfahrung uud die bisjetzt gewonnene Kenntniß die'es individuellen Organismus, die Art und Weise seines möglichen Ablaufs nach folgenden Momenten und Gesichtspunctm beurtheilen müssen:

1) Kommt in Betracht der Proceß an sich, insofern Beobachtung und Erfahruug seine individuelle Bedeutsamkeit kennen gelehrt (Entzündung, Typhus rc.)

2) Damit eng zusammenhängend die Wichtigkeit des afficirten Organs (Entzündung des Herzens oder des Fingers).

3) Die Intensität und Extensität des Processes und zwar nicht blos in diesem primär afficirten Organe, wie weit z. B. eine Lunge affiart oder ob es beide, sondern auch rücksichtlich damit eng zusammenhängender Folgezustände, z. B. beim Croup ist das Gehirn, die Lunge bereits durch die Respirations- und Circulationsstörung in Mitleidenschaft gezogen: in Bezug auf letztere gehört dann auch die Dauer des Processes hierher. Bei Würdigung dieser 3 Momente müssen ferner noch berücksichtigt werden Epidemien und Endemien, und die constitutio annua, z. B. während der Cholera verlangt ein Durchfall eine andere Beachtung, als wenn diese Epidemie nicht herrscht.

4) Die Rücksicht auf den individuell afficirten Organismus — Typhus in einem chlorotischen Mädchen, Pneumonie in einer tuberkulösen Lunge, Bronchialcatarrh bei Herzfehlern rc.

5) Die mögliche Macht, welche wir zur Bekämpfung der Krankheit in den vorhandenen Heilpotenzen besitzen, (gegen ntermittens Chinin, gegen Typhus?)

Aus der allseitigen Beurtheilung und Würdigung dieser hier aufgeführten Momente müssen sich dann die Angriffspuncte für die Therapie ergeben, d. h. es werden sich die einzelnen ätiologischen und prognostischen Schlüsse aufheben in die **Indicationen** zu den nöthigen Heiloperationen, und damit haben wir in der Krankengeschichte den VI. Abschnitt: die **Therapie**.

Die Therapie als der Endpunct aller unserer Bestrebungen wächst somit gleichsam, wie bereits angegeben, aus der Diagnostik hervor, findet in dieser so mit Recht ihre eigentliche Begründung, weil wie gesagt eine therapeutische Erfahrung ohne Diagnostik nicht gemacht werden kann.

Sie hat demnach die in Form der einzelnen Indicationen an sie gestellten Forderungen durch die Macht der ihr zu Gebote stehenden Mittel und Heilpotenzen der Reihe nach zu executiren. Obenan steht hier die Indicatio causalis, nach dem alten Satze „cessante causa cessat effectus", besonders bei allen materiellen und **bekannten** Schädlichkeiten. In vielen Fällen ist freilich die Wirkungsweise der Krankheitsnoren noch hypothetisch, in andern wieder so vorübergehend, daß wir es nur noch mit den Folgezuständen zu thun haben. — Dann folgt die Indicatio morbi, welche eine directe Bekämpfung der vorliegenden Krankheit fordert. Nebenher kann sich noch herausstellen: a. eine Indicatio symptomatica, weil das eine oder andere Sympton auf bedenkliche Weise prävalirt, z. B. im Typhus die Durchfälle; b. eine Indicatio vitalis, die natürlich über alle andere Forderungen fortgreift; z. B. der Mensch liegt am commotio oder compressio cerebri fast leblos da, so muß er erst möglichst wieder zum Leben gebracht werden, bevor wir das Grundleiden in Angriff nehmen können. Endlich zum Schluß haben wir die Indicatio prophylactica, d. h. wir haben dem von intermittens oder pneumonie etc. Genesenen anzugeben, wie er sich zweckmäßiger Weise vor Rückfällen hüte. Dies ist indeß die kleinere beschränktere Seite dieser Indication, während sie in Wahrheit alles das umfaßt, was die Medicin als Gesundheitspflege für die Familie (der Hausarzt), für den Staat (die Sanitätspolizei), für die Gesammtheit eines Volks (die Medicin als ächt sociale Wissenschaft) zu leisten hat. —

Neben und mit der Therapie hat nun der Beobachter dem Ablauf des Processes, seinen ferneren Gestaltungsweisen zuzusehen. Er thut dies durch wieder und wieder angestellte Beobachtung, sobald irgend eine Veränderung erwartet werden kann. Diese wiederholten Beobachtungen bilden die Zahl der einem Kranken zu machenden Visiten, deren Häufigkeit (täglich ein- zweimal oder in Ausnahmefällen häufiger, in anderen Fällen noch seltener) von dem schnelleren oder langsameren Verlauf und den dadurch bedingten therapeutischen Veränderungen abhängt. Das Resultat jeder dieser Beobachtungen wird niedergelegt im VII. Abschnitt der Krankengeschichte, im Krankenjournal.

Jede der folgenden Beobachtungen, von der das Journal eine möglichst genaue Fixirung der einzelnen weiteren Entwickelungsphasen beansprucht, muß nicht minder wie die erste mit Sorgfalt und Genauigkeit angestellt werden. Dies wird um so nothwendiger, wenn, wie es häufig geschieht, erst durch die weitere Beobachtung des Verlaufes eine sichere Diagnose gestellt werden kann, ein Umstand, der in der späteren Privatpraxis dem Arzte weit häufiger sich ereignet, als er in der Klinik vorkommt, weil eben in der Klinik, besonders in der stationairen, zumeist die Krankheit als schon ausgebildet vorgeführt wird; während sie in der Privatpraxis häufig im Entstehen, und dann oft complicirt und maskirt zur Beobachtung kommt.

Somit ist bei jeder folgenden Visite mit Rücksicht auf

den speciellen Krankheitsproceß die Aufnahme eines neuen status praesens erforderlich. Dann folgt die Vergleichung desselben mit dem vorhergehenden, sowie die ätiologische Würdigung sowohl der Veränderungen der früher vorhandenen Erscheinungen, als auch der neu aufgetretenen. Beide entsprechen entweder gemäß der Erfahrung dem Verlaufe des Processes, oder sind durch neue Einflüsse, wohin auch die medicamentösen gehören, hervorgerufen. Die aus dieser Beurtheilung gezogenen prognostischen Schlüsse werden aufs Neue zu Indicationen für die neuen Verordnungen verwerthet u. s. f. bis zum Ende des Processes.

Ein sorgfältig und genau geführtes Krankenjournal ist die erste und nothwendigste Bedingung für den Arzt, der es mit seiner Wissenschaft und Kunst und mit der leidenden Menschheit ernst meint. Das Krankenjournal muß des Arztes Tagebuch sein, in welches er einträgt all sein medicinisches Denken und Empfinden, all seine getäuschten Hoffnungen und erfüllten Wünsche. Hier legt er Rechnung sich und der Wissenschaft. In ihrem Lichte anschauend die aufgestoßenen Zweifel und die gebliebene Unklarheit, faßt er das Erlebte bis ins Kleinste und scheinbar Unbedeutendste in Worte und macht es erst so zum dauernden geistigen Eigenthum, zur wirklichen Erfahrung. Denn niemals kann ein Arzt von Erfahrung sprechen, der nicht ein klar überschautes Wissen und bewußtes Können sich in dieser Form und Weise erarbeitet hat, und der somit nicht stets das Streben in sich wach erhält, seinen Kranken überall das zu leisten, was Kunst und Wissen nur irgend zu bieten vermögen. Dies haben hauptsächlich alle diejenigen zu beherzigen, die sich stets und am meisten mit ihren Erfahrungen brüsten, während sie doch in Wahrheit zumeist nur mit zufälligen und imaginairen Größen rechnen. Aber nicht blos auf die Wisenschaft des Arztes beziehen sich die Forderungen, welche Welt und Leben an ihn stellen; er soll auch denen Rechnung tragen, welche ihn als Mensch und Character angehen, und diese sind nicht minder bedeutend. Denn der Arzt sieht nicht blos „die Welt in Feiertag"; sondern in und mit seinem Berufe darf er sich wie Keiner mehr bevorzugt fühlen, der Menschheit zuzuschauen in ihrem innersten Wollen und Vermögen, in ihrem geheimsten Dichten und Trachten, in ihrem oft lebensvernichtenden Ringen und Kämpfen. Das wußte schon Hippocrates, als er sagte: „quae ad sapientiam requiruntur, — in medicina insunt omnia." Deshalb muß auch der Kliniciſt bei seinem ersten Eintritt in die Klinik sofort damit beginnen, sich ein sorgfältiges Journal über all die einzelnen ihm vorgeführten, oder von ihm selbst unter Leitung des Lehrers behandelten Fälle anzulegen, in welches er jeden Abend die Hauptergebnisse einträgt, nachdem er sie noch einmal überdacht und mit den Resultaten der Wissenschaft verglichen hat. Dabei muß er ihm dunkel oder unklar gebliebene Puncte zu bestimmten Fragen formuliren, die er am andern Tage seinem Lehrer zur Beantwortung vorlegt; (leider sieht man hiervon in unseren Kliniken selten ein Beispiel). Dieser wird und soll ihm dann aus den Acten der Wissenschaft und aus der eigenen Erfahrung die Zweifel aufhellen und berichtigen. Nur so wird der Lernende sich gleichsam hineinleben in den vorliegenden Fall und beim Ablauf desselben eine wirkliche Erfahrung für sein ganzes Leben gesammelt haben. Man vergesse ja nicht, daß ein so durchlebter und wissenschaftlich bearbeiteter Fall mehr Nutzen bringt, als wenn man 6—8 Kliniken an einem Tage besucht und wer weiß wie viele „interessante Fälle" oft aus der Vogelperspective sieht, von denen dann häufig nach 8 Tagen kaum noch irgend etwas mehr als der Name in der Erinnerung zurückgeblieben ist. Ueberhaupt sind die Lernenden in ihrer häufig bemerkbaren Sucht, dergleichen sogenannte „interessante Fälle" zu sehen, nicht minder zu tadeln, als der Lehrer, welcher es liebt, vorzugsweis **derartige** vorzuführen. Möge man doch bedenken, daß dergleichen Fälle, an deren Deutung und Erkenntniß sich die Wissenschaft noch resultatlos abarbeitet, für den Anfänger nur sehr untergeordneten Werth haben können, wenngleich damit nicht gesagt werden soll, daß sie gänzlich unbeachtet zu lassen sind, weil wir gar wohl wissen, daß sie allerdings häufig viel Anregendes zu bieten vermögen, und weil dergleichen Kranke sich auch vorzugsweis in einer **Klinik** finden.

Vor Allem muß aber der Anfänger mit dem Leichten und Einfachen beginnen und von vorne herein dem Kleinsten und scheinbar Unbedeutendsten seine beobachtende Aufmerksamkeit nicht versagen, wenn er es als Diagnostiker überhaupt zu etwas bringen will; ebenso wie man von demjenigen Lehrer, der den unbedeutendsten und einfachsten Fall nicht allseitig lehrreich zu machen versteht, sagen kann, daß er die eigentliche Lehrerweihe nicht erhalten hat. Ferner muß der Anfänger früh die Ueberzeugung gewinnen, daß die Beobachtung organischer Processe an Schwierigkeit jegliche andere Naturbeobachtung übertrifft, weil eben nirgends die äußeren Einflüsse so wandelbar, die Zufälligkeiten so groß und oft unberechenbar sind als hier. Und wenn nun der Chemiker nur dann des guten Gelingens seiner Experimente sicher sein kann, wenn er stets mit derselben ruhigen Bestimmtheit, mit derselben minutiösen Genauigkeit sie anstellt und überwacht; um wie viel genauer müssen wir nicht im Beachten und Ueberwachen **der** Experimente sein, deren Gestaltung so vielfach ganz außer unserer Berechnung liegt, wo Kräfte und Verhältnisse mitwirken, die wir oft gar nicht kennen, auf die wir vielfach nur aus ihren Wirkungen den schwierigen und trüglichen Schluß machen können und sollen? Deshalb gehe der junge Arzt von vorne herein mit jenem Ernst und jener Sorgfalt an die Beobachtung und Forschung, welche nicht allein im wissenschaftlichen Eifer, sondern auch mit in dem Bewußtsein ihren letzten Grund finden, bei jedem wichtigen Fall ein Menschenleben auf der Seele zu haben. Er lerne als gewissenhafter Mann die ganze Schwere dieser lastenden Bürde früher empfinden, ehe sie ihm später von einem lieben Freunde oder theuren Verwandten überkommt, und damit ihm der humoristische Laie nicht nachsage, daß der junge Doctor das Kuriren erst lerne, nachdem er so und so viele unter die Erde gebracht habe.

Wenn nun schließlich vom Ende des Krankheitsprocesses die Rede ist, so unterscheidet man daran wohl noch bestimmte Formen desselben als Krankheitsausgänge.

Näher angesehen wird nämlich der Proceß entweder so ablaufen, daß das afficirt gewesene Organ oder organische System und damit auch der Gesammtorganismus zum normalen Sein zurückkehrt; oder er hinterläßt bestimmte materielle Störungen, welche bis jetzt die Kunst vergeblich zu beseitigen strebt und gegen die sie nur das mildernde Gesetz der Gewohnheit in Anspruch nehmen kann; (es bleibt z. B. nach einer pleuritis eine Verwachsung der Lungen- und Rippenpleura) oder es endet derselbe mit dem Tode; oder endlich in eine andere Krankheit. Letzteren Ausgang könnte man füglich noch zur Krankheit selbst rechnen. Die allseitige Würdigung dieser endlichen Ausgänge geschieht in der Krankengeschichte im VIII. Abschnitt, in der Epikrisis.

Diese ist für den Arzt aus vielen Gründen von außerordentlicher Wichtigkeit; denn nun erst, nachdem der Proceß abgelaufen, ist er ein historisches Factum geworden, und läßt als solches erst jetzt eigentlich eine vollständige Beurtheilung zu. Hauptsächlich aber hat die Epikrise auch die Aufgabe, die vorliegende specielle Beobachtung mit ihrem endlichen Resultate für eine vollgültige Erfahrung zu verwerthen. Dazu hat sie dieselbe noch einmal in ihren Hauptmomenten zu überblicken und zusammenzufassen und aus diesen das Schlußresultat zu ziehen, welches geeignet ist, für Wissenschaft und Kunst mit Vortheil und Nutzen verwendet zu werden. Besonders wichtig ist in dieser Beziehung der Ausgang in den Tod. Hier ist vor Allem die Catastrophe noch speciell zu berücksichtigen und zu würdigen und dann durch den Sectionsbefund eine sichere Thatsache, ein näherer Beleg für die bisherige Beurtheilung, für die gezogenen Schlüsse und Folgerungen zu gewinnen, insofern wir die Veränderungen an der Leiche mit den Abweichungen während des Lebens zu vergleichen und in Einklang zu bringen die wichtige Aufgabe haben.

Denn vor den Sectionstisch tritt der Arzt nicht blos zur Todtenschau, sondern zugleich vor die richtende Jury, die all sein Denken und Handeln hier rückwärtsgehend einer ernsten Beurtheilung unterwirft. Alles was er während des Lebens in den Kranken hineingedacht und gesonnen, all die Momente, welche als Anhaltspuncte zu Schlußsätzen benutzt sind, erwartet er hier in bestimmten Formen und Producten anzuschauen und zugleich darin Bestätigung oder Widerlegung zu finden. Denn leider geht es uns bei unserer Erkenntniß der Krankheitsprocesse vielfach ebenso, wie mit der Erkenntniß vom Menschen, so im Einzelnen, wie sie etwa die Biographie liefert, als im Allgemeinen, wie sie die Ethnographie giebt. Wie nämlich diese Erkenntniß als historische erst vollständige wirkliche Erkenntniß ist, wenn ihr Gegenstand aus der Zeit geschwunden, der einzelne Mensch oder ein Volk fertig geworden d. h. todt ist; so erhalten wir besonders über Form und Localität der pathischen Processe häufig erst am Sectionstische Aufschluß. Heißt es daher „nemo ante obitum beatus“, so müssen wir uns leider so häufig sagen: nemo ante obitum notus. — Es versteht sich nun wieder von selbst, daß ohne die genaueste Detailkenntniß der normalen anatomischen und physiologischen Verhältnisse eine vollständige und sichere Beurtheilung des Leichenbefundes platterdings unmöglich ist.

Zugleich beweist sich hier die Diagnostik und Pathologie höchst dankbar gegen die Physiologie, die gerade in der neueren Zeit manchen Aufschluß über die Weise und den Ablauf der normalen Lebenserscheinungen von der Pathologie erhalten hat.

Entwickelungsgang in der Wissenschaft und Methode des Unterrichts.

Dieser Gang, den wir hier in der Krankengeschichte als der sachlichen Anschauung entnommen und in seiner logisch-nothwendigen Entwickelung aufzuzeigen versucht haben, wird noch dadurch an Berichtigung und Anerkennung gewinnen, wenn wir ihn als Entwickelungsgang in der Wissenschaft überhaupt darlegen.

Wir wollen dies hier versuchen und dabei auf einige Mängel aufmerksam machen, denen wir durch den später zu entwickelnden, uns hier nöthig erschienenen Unterricht und dessen Methode abzuhelfen gedenken.

Das Studium unserer Wissenschaft hebt an mit der Kenntnißnahme des menschlichen Organismus im gesunden Zustande, der normalen Lage, Größe, Structur der Organe, ihrer normalen Function, ihrer anatomischen und physiologischen Bedeutung — mit der Kenntniß der Gesundheit des Organismus, dessen Begriff ja realisirt ist in der Totalität seiner Organe.

Wir schreiten dann weiter neben und mit den übrigen Hülfswissenschaften zur Kenntniß der beobachteten, von der Wissenschaft anerkannten pathologischen Zustände, der nach anatomischen und physiologisch-pathologischen Grundsätzen möglichen Abweichungen des Organismus und der Organe von dieser Norm. Jetzt folgt die Kenntniß der Heilpotenzen und deren specielle Anwendung, und was der junge Arzt so erfaßt und erarbeitet hat, soll er verwerthen und verwenden lernen in der Klinik. Er geht damit von den im gewissen Sinne mehr theoretischen zu den practischen Studien über. Wir sagen „im gewissen Sinne theoretischen Studien", weil von dem heutigen Standpuncte unserer Wissenschaft aus wohl behauptet werden darf, daß sich unter all den einzelnen Disciplinen auch nicht eine findet, die einen rein theoretischen Charakter hätte, so daß sie etwa in Form eines Heftes den Lernenden vom Catheder herab dictirt werden müßte; vielmehr knüpfen sich die einzelnen theoretischen Demonstrationen durchweg an bestimmte Objecte, welche für den Lernenden und von ihm deshalb auch jedesmal beim Unterricht in die Hand genommen werden müssen.

Diese größere Anschauungsweise des Unterrichts wird und muß das alt hergebrachte Lesen und Hören solcher speciellen Disciplinen, was zumeist im Heftdictiren und Heftschreiben besteht, immer mehr verdrängen, je mehr die Ueberzeugung durchgreift, daß wir das Studium der Naturwissenschaften (und als solche sollen und wollen wir doch die Medicin immer mehr behandelt wissen) nur mit dem Object in der Hand in rechter Weise treiben und treiben können. Denn von dieser Ueberzeugung durchdrungen, wird der Lehrer Abstand nehmen müssen von der alten dogmatischen Manier, welche Dinge, die nur ad oculos demonstrirt werden sollen, in einer Vorlesung beschreibt und „zu einem Heft zurecht gemacht in die Feder dictirt"; er wird mündlich nicht noch einmal setzen, was gedruckt schon in hinlänglicher Zahl und in der ausführlichsten Form bereits vorhanden ist. Dagegen wird er zu dem Gebrauch des Lehrbuchs nur die Anleitung und

Erläuterung geben und dann die practische Seite herauskehren, die darin besteht, daß er sich, wie dies Roser so scharf als bezeichnend sagt, von dem Verständniß und Wissen seiner Zuhörer durch Examinatorien überzeugt und demselben durch alle möglichen und nöthigen Hülfsmittel der Anschauung nachhilft. „Viele Universitätslehrer entschuldigen zwar ihr Dictiren damit, daß kein passendes Lehrbuch vorhanden sei und daß sie keine Zeit hätten, ein solches zu schreiben. Also müssen wir erwidern, was zu unreif und unsicher ist, um dem Publicum gedruckt vorgelegt zu werden, oder was den Recensenten zu scheuen hat, das ist gut genug, um den jungen Leuten zur Anleitung in einem Fache wie die Medicin zu dienen! Das sollen sie als ihr Muster und ihre Richtschnur betrachten! Danach sollen sie später ihre Praxis einrichten!" (Roser.) Der Studirende aber wird so genöthigt, die einzelnen Disciplinen nicht mehr gleichsam in abstracto zu treiben, er wird fortan nicht blos mehr wissen, daß z. B. die Leber im rechten hypochondrium liegt, daß die Lunge sich entzünden, die Milz sich vergrößern könne ꝛc.; sondern er hat sich dieses Wissen überall mit dem Object in der Hand angeeignet, er weiß genau wie und wo er die Leber in ihren Umgränzungen finde, wie er die Lunge als erkrankt constatire, die vergrößerte Milz als solche nachweise. Es wird die in den Reformbestrebungen der neueren Zeit wiederholt erhobene Klage über schlecht angewendete Studienzeit verstummen und der von Litzmann in seinem „Votum" ausgesprochene Tadel: „wenn wir ehrlich sein wollen, so müssen wir gestehen, daß der Grund eines verkehrten Studiums oft zum größten Theil in den Docenten selbst liegt", aufhören.

Man wird ferner nicht mehr Klage erheben über die große Unreife unserer Kliniciſten, über ihr frühes Hineilen zu den Kliniken und ihre Vernachlässigung theoretischer Studien und Vorlesungen. Denn es kann allerdings nicht verschwiegen werden, daß im Allgemeinen unter den Studirenden, und zwar mit Recht, die Meinung herrschend ist, daß bei vielen theoretischen Vorlesungen nichts herauskomme, daß man das weit bequemer und oft sogar besser auf der Stube aus einem Buche lernen könne; das Berufen mancher Herrn auf die Bedeutsamkeit der viva vox bleibt ungehört und unbeachtet. Und doch muß man zugeben, daß die Jugend im Allgemeinen stets lernbegierig ist; es muß auch hier nur die Weise berücksichtigt werden, wie dem Lernbedürfniß entsprochen wird. Andererseits ist es auch in die Augen springend, daß wenn die practische Seite unserer Wissenschaft in ihrer ganzen Ausdehnung nach außen gekehrt und in den Vorlesungen ihre rechte Vertretung findet, wohl in keiner anderen vom Lehrer mehr geleistet werden kann, als gerade in der unsrigen. Freilich ist es für den Lehrer bequemer, eine bloße Beschreibung, z. B. einer Verrenkung des Schenkels zu geben, und für den Zuhörer nicht minder, diese schwarz auf weiß nach Hause zu tragen, als daß beide sich wieder und wieder hinstellen und die Construction des Gelenks, die in Betracht kommenden Bänder und Muskeln und deren Verhältnisse und Wirkungen am Scelett, an der Leiche, und dann hauptsächlich an Lebenden studiren; daß dann die Luration am Cadaver nachgemacht und nun dem Zuhörer ad oculos vordemonstrirt wird, daß dieser sie selbst auffinde und demonstrire. Allerdings ist es bequemer, wenn man, um ein anderes Beispiel zu gebrauchen, seinen Zuhörern in pleno die Percussion beschreibt, statt jeden Einzelnen wieder und wieder anzuleiten, wie er percutiren muß, ihn die Leber, die Milz, das Herz 2c. in der normalen Lage an Gesunden und dann an Kranken demonstriren und herauspercutiren zu lassen, hier den Lässigen anzuregen, dort unermüdlich liebevoll dem Strebsamen zu Hülfe zu kommen, besonders, wenn er bei Aneignung technischer Fertigkeiten Schwierigkeiten zu überwinden hat. Allerdings ist das eine saure, mühevolle Arbeit; allein sie ist dankbar, weil hier der Zuhörer erfährt, was ihm sein Lehrer nützt, während er sonst findet, daß wenn er Paragraphen nachstudirt, ihm kein Wörtchen weiter gesagt ist, als was im Buche steht. Sie ist ehrenvoll, weil einzig und allein der Sache angemessen, die zu lehren man die Verpflichtung übernommen hat, so daß der hochstehende, ruhmgekrönte Herr Professor eine solche Methode nicht unter seiner Würde zu halten braucht, ebensowenig als der Studirende eine solche Methode und Gegenseitigkeit zu seinem Lehrer etwa als eine zu schülerhafte bezeichnen wird. Sie ist endlich fördernd und fruchtbringend für Wissenschaft und leidende Menschheit, denn sie schafft ein klares Wissen und zuverlässiges Handeln. — Aber eine solche Methode kann nicht hoch vom Catheder herab geübt werden; sie fordert vielmehr die unmittelbare Gegenseitigkeit, sowie Specialkourse und Specialkliniken, auf deren Einrichtung deshalb neben dem einheitlichen Zusammenwirken aller Lehrer, was für einen fruchtbringenden Unterricht so nothwendig, fort und fort gedrungen werden muß.

Indeß wenn man in Bezug auf Specialkliniken auf das hier Orts vorhandene Material sieht, was unbenutzt und unverwerthet gleichsam verkommt, höchstens von Einzelnen zu ganz speciellen Zwecken ausgebeutet wird; dann kann man nur mit Betrübniß erfüllt werden, zumal wenn man bedenkt, wie viel schon darüber gesagt und geschrieben ist, wie es zweckmäßiger einzurichten wäre. Wir wollen deshalb diesen trüben Punct in unserem Unterricht hier auch nur kurz berührt haben. Wir sind der Ueberzeugung, daß der Dichter mit seinem Ausspruch „wenn wir selbst besser werden, wird's besser auch auf Erden", auch hier im Rechte ist. Drum ein regerer, größerer Eifer der Jugend, ein ernster Wille und einheitliches Zusammenwirken aller Lehrer — und wir werden uns in der Verwerthung des vorhandenen Materials nicht mehr gehemmt und beschränkt sehen. —

Was nun aber speciell den klinischen Unterricht betrifft; so sind wir der Meinung, daß vor Allem der Uebertritt der Studirenden in die Klinik keineswegs in rechter Weise vermittelt wird. Denn das klare Bewußtsein über ein exact anzustellendes Krankenexamen, die genaue Krankenuntersuchung in ganzer Ausdehnung, die Abfassung guter Krankengeschichten, das Führen so nothwendiger Krankenjournale mit Epikrisen und etwaigen Sectionsbefunden — von diesen wichtigen Dingen hat unser angehende Klinicist kaum eine Ahnung. Ja dieselben bleiben ihm, eben weil der klinische Lehrer sich in der Regel darauf nicht speciell einlassen kann und will, wohl gar in ihrer wahren Bedeutung überhaupt unbekannt, geschweige denn, daß ihm hinlängliche Gelegenheit geboten würde, darin die so nöthige Uebung und Fertigkeit zu erhalten. Freilich muß zugegeben werden, daß es wegen der großen Zahl der Studirenden in unsern klinischen Sälen schwierig ist, auf den Einzelnen speciell genug Rücksicht zu nehmen; aber gerade deshalb ist andererseits dafür zu sorgen, daß nicht bei weitem der größere Theil so unvorbereitet in dieselben kommt.

Denn gerade deshalb sind unsere Kliniker auch genöthigt, in den meisten Fällen selbst die Untersuchung anzustellen, die Verordnungen zu treffen, während dies doch eigentlich Sache des Practikanten ist, der nicht das bloße Zusehen haben soll und will, sondern dessen Urtheil zu leiten, dessen Handeln zu regeln der klinische Lehrer die Aufgabe hat. Gar wohl gerechtfertigt, weil gewiß auf reichliche Erfahrung gegründet, ist daher der Ausspruch Romberg's, daß der Hauptmangel in der practisch-medicinischen Bildung unserer jungen Aerzte darin bestehe, daß sie nicht untersuchen können. Denn es hält in der That nicht schwer, unter den die selbstständige Praxis beanspruchenden jungen Aerzten die Beobachtung zu machen, daß nur eine sehr geringe Zahl zur Erforschung von Thatsachen, zu einer vollgültigen, schlußrechten Beobachtung fähig ist; aber man darf andererseits auch nicht ungerecht sein, darf nicht vergessen, daß die dahin gehörigen Puncte ihnen wenig oder gar nicht zum Bewußtsein gebracht sind. Denn ist es wohl erhört, daß mancher Doctor erst im Staatsexamen seine erste Krankengeschichte macht? und darf man annehmen, daß die Schuld ihn allein, seine Unlust oder Faulheit trifft? — Doch ich habe hier nach keiner Seite hin persönlich werden wollen. — Man braucht aber auch nur hier und da auf die Tagesliteratur zu achten, um zu sehen, wie ein Krankenexamen abgehalten, wie eine Untersuchung angestellt, wie die erforschten Thatsachen combinirt und taxirt worden sind, um darin das Criterium für das erlangte ärztliche Wissen, für die erworbenen Fähigkeiten und Geschicklichkeiten zu haben, und was man von dem Werthe solcher mitgetheilten Beobachtungen zu halten hat. Außerdem weiß jeder Practiker aus Erfahrung, daß Mißgriffe im ärztlichen Handeln fast immer nur aus einer ungenauen, unzweckmäßigen Untersuchung resultiren. Grund genug, daß gegenwärtig hier in Berlin bei den klinischen Prüfungen, wenigstens der innern Station, dieses wichtige Criterium wiederaufgenommen, daß nämlich der Cursist in Gegenwart des Examinators die Untersuchung und das Krankenexamen anstellen muß, was früher auffallender Weise gänzlich vernachlässigt wurde. —

Daß man aber diesen gerügten Mangel einer entsprechenden klinischen Vorbildung stets gefühlt, und auch demselben hat abhelfen wollen, ist daran zu sehen, daß der Anfänger das erste Halbjahr als sogenannter Auscultant die Klinik besuchen soll, damit er erst sehen, beobachten und dann selbst handeln lerne. Allein diese Einrichtung muß als längst antiquirt bezeichnet werden, weil sie aus einer Zeit stammt, wo man noch mehr vom practischen Tact, von so etwas von Inspiration gern sprach und sich damit brüstete, was dem Arzte zu Hülfe kommen müsse, ja den Tüchtigeren immer auszeichne. Aus jener Zeit, wo ein Wähnen und Meinen und die Unmittelbarkeit des Handelns noch mehr an der Tagesordnung war; wo der practische und der wissenschaftliche Arzt noch besonders unterschieden wurden und somit Baco's großes Wort „scientia est potentia“ noch wenig Glauben und Anerkennung fand. Man verlangte deshalb von demjenigen, der Arzt werden wollte, auch eine Reihe von angeborenen geistigen und körperlichen Qualitäten, und schrieb ihm genau seine Haltung, seinen Anzug, kurz sein ganzes Exterieur und ärztliches Geriren dem Kranken gegenüber vor! — Auf Alles das hat Mephisto mit seiner derben Ironie „ihr seid doch ziemlich wohl gebaut ꝛc.“ vortrefflich geantwortet. — Diese Anschauungsweise hat sich zum Glück längst verändert, und so müssen wir denn auch behaupten, daß dieser erste Besuch der Klinik für den jungen Arzt von höchst untergeordnetem Nutzen ist. Er fühlt sich in der Regel darin lange wie auf einer terra incognita unheimisch und verlassen, oder auch gar bald wohl und behaglich, indem ihm Alles leicht und einfach erscheint; glaubt, Alles gethan zu haben, wenn er sich den Namen der vorgekommenen Krankheit und die dagegen angewendeten Recepte merkt und abschreibt. Oder er verfährt auch wohl so, daß, nachdem er sich die Hauptsymptome einzelner Krankheiten aus einem Buche eingelernt, er sich nun die Art und Weise zu fragen und zu untersuchen des einen oder anderen Lehrers aneignet: oft mechanisch, oft aus Complaisance gegen denselben geht er später in dessen Lieblingsmeinung ein, sagt ihm seine Theorie, seine Meinung vor oder nach und denkt immer nur daran, was er (wie man zu sagen pflegt) wohl haben will.

Wunderbarer Weise sehen wir so das Verhältniß zwischen

Lehrer und Lernenden sich vollständig umkehren; denn es scheint als habe letzterer die Hauptaufgabe, sich des ersteren Individualität anzubequemen; während doch umgekehrt der Lehrer ein allgemeines Princip der Anschauung und Auffassung und mit ihm und durch dasselbe zugleich die leitenden Ideen überall der fremden Individualität zum Bewußtsein bringen soll. Denn es kann den Lernenden nicht blos darauf ankommen, zu sehen, wie dieser oder jener Lehrer einen Krankheitsproceß behandelt, was diesem daran wesentlich oder unwesentlich, schwer oder leicht erscheint; sondern er will offenbar zunächst vom Lehrer auf alles das hingeführt sein, worauf es bei der Beurtheilung überhaupt ankommt, will dann erst aus den Acten der Wissenschaft darüber referiren hören, und nun erst kommt das individuelle Urtheil, die „Ansicht" des Lehrers hinzu. Diese müssen dann hauptsächlich dahin zielen, die einzelnen Hauptfragen noch einmal hervorzuheben, um sie dem Lernenden zum Bewußtsein zu bringen, damit dieser nur die selbstthätige Arbeit zu ihrer Lösung in sich zu vollbringen im Stande ist. Statt daß also der Lehrer dem Lernenden z. B. beim Steckenbleiben im Krankenexamen die Gesichtspuncte darlegen und die leitenden Ideen angeben soll, die demselben sofort wieder weiter helfen, darf er nicht selbst das Examen und die Untersuchung übernehmen, und es jenem dagegen überlassen, die eben hervorgetretenen Schwierigkeiten, an denen er hängen geblieben, sich selbst zurecht zu legen und zu überwinden, wie wir das häufig sehen. Da wird dann auch keine nähere Einsicht in Ordnung und Zweckmäßigkeit der dann vom Lehrer geübten Untersuchungs-Methode, keine theoretische Begründung derselben gegeben — dazu ist dort nicht der Ort; das soll der Klinicist bereits mitbringen; wenn er auch nicht weiß, woher, weil hier gerade ein bloßes Bücherstudium ohne die gehörige Anleitung und zugleich practische Uebung sehr wenig

Nutzen bringt. Man fällt auf diese Weise nur zu leicht und zu gern in die Zeit zurück, die man doch wahrlich als längst vergangen ansehen sollte, wo Autoritätsglaube und Dogmatismus an der Tagesordnung war, wo man also nach der bestimmten Ansicht eines gewissen Lehrers später seine Kranken curirte und sich so niemals ein selbständiges, seiner Gründe bewußtes Wissen und Handeln aneignete. —

Eine sorgfältige Krankengeschichte der vorkommenden Fälle, ein genaues Journal über dieselben findet man deshalb auch nur bei Wenigen und höchstens am Ende der Studien; geschweige denn, daß der Lehrer wohl die Controlirung und Berichtigung derselben übernehmen sollte. —

Allerdings muß auch hier wieder die große Zahl der Studirenden unserer klinischen Säle berücksichtigt werden, welche verhindert, daß sich der Lehrer auf den Einzelnen so speciell als wünschenswerth einlassen könnte. Ebenso muß dadurch zum größten Theil die Klage zurückgewiesen werden über den geringen Verkehr zwischen Lehrer und Schüler, abgesehen davon, daß, wenn auch nicht jede Lehrerindividualität für einen solchen Verkehr geeignet ist, doch in dieser Beziehung noch weit mehr geschehen könnte, als es gewöhnlich der Fall. Denn es muß gesagt werden, daß die Hauptaufgabe des Universitäts-Lehrers, die Wissenschaft zu verbreiten von der größeren Zahl nicht in diesem Sinne genommen wird, daß man wohl gar dies als eine untergeordnete Forderung betrachtet, während die eigentliche Bedingung als die angesehen wird, die Wissenschaft zu fördern, von der man deshalb auch wohl allein die Qualification abhängig macht. Man vergißt offenbar, daß die Förderung der Wissenschaft eigentlich Sache des Gelehrten ist, und daß dieser hauptsächlich in der Literatur den Grund und Boden für seine Thätigkeit hat. Ist dieser zugleich Lehrer im obigen Sinne, was oft nicht der Fall, so ist das natürlich um so besser. Ferner liegt in der Förderung der Wissenschaft direct keine Verpflichtung. Was den Einzelnen dazu bewegt und treibt, dafür ist er Niemand verantwortlich, gerade wie die Religion Sache der Innerlichkeit und des Herzens ist. Welchen Göttern dort der Eine oder Andere dient, das hat er mit sich selbst abzumachen und erfährt er und die Welt in der Regel an dem Erfolg und dem Beistand, den sie ihm leisten. — Mit der Verbreitung indeß hat der Lehrer die Verpflichtung gegen den Staat übernommen, der ihn im Interesse seiner Angehörigen besoldet. —

Wie wichtig nun aber dieser Verkehr für den Lernenden ist, wie überhaupt der Universitätslehrer seine Aufgabe als Lehrer zu lösen hat, hat besonders eine Persönlichkeit dargethan, die unter den deutschen Gelehrten und den bedeutenderen Lehrerpersönlichkeiten stets den ersten Platz einnehmen wird. Es ist Fichte, dessen ganzes Leben und Streben gerade bekundet, wie sehr er von der hohen Wichtigkeit durchdrungen war, daß den Studirenden durch einen näheren Verkehr mit den Lehrern unvermeidliche Mißverständnisse berichtigt, ihr eigenes Urtheil durch Winke und literarische Anweisung geleitet werde; der es sich zur besonderen Aufgabe machte, den Fortschritt, welchen die Methode des niedern Unterrichts erfahren, auch auf die Universitäten zu übertragen, um durch zweckmäßige Anordnungen aller Art den Lernenden jeden unnützen Umweg zu ersparen.

In seinem „deducirten Plan einer zu Berlin zu errichtenden höhern Lehranstalt" geht er von dem doppelten Axiom aus, theils daß der Unterricht auf der Universität nicht lediglich dazu bestimmt sein könne, den in Büchern vorhandenen Inhalt der Wissenschaft durch Vortrag zu wiederholen — mündlich noch einmal zu setzen, was gedruckt schon vorhanden ist: theils, daß der ganze Zweck jenes Unterrichts nicht darauf gehen könne, ein bloßes Wissen in den Schülern fortzupflanzen; sondern darauf, daß das Gewußte als freies auf unendliche Weise zu gestaltendes Eigenthum und Werkzeug demselben angehöre; — wesentlich also eine eigenthümliche durch kein Bücherstudium zu ersetzende Bildung dadurch beabsichtigt werden solle. Gleichwohl sei zu bekennen, daß der bisherige Universitätsunterricht wenigstens practisch dies viel zu wenig leiste, oder auch nur deutlich als Zweck sich vorsetze. — Das Wesen der Universität wird deshalb von ihm dahin bestimmt, daß sie eine Kunstschule des wissenschaftlichen Verstandesgebrauches sei, und ihre Schüler als solche, die da lernen und sich üben sollen, das Erworbene in freier Kunst anzuwenden, in jedem Sinn es in Werke zu verwandeln. Ueberall ist ihm das Positive nur Vehikel, das historisch Gegebene nie letzter Zweck; und es besteht daher die Aufgabe, theils das positive Wissen vollständig und in der gediegensten Form mitzutheilen, theils aber auch nach jenen beiden Richtungen hin es zum freien Eigenthum des Schülers zu machen, auf daß er nach Kraft und Anlage entweder es wissenschaftlich erweitere oder im besonderen practischen Fache es besonnen ins Leben führe. Daß dadurch die äußere Form des Unterrichts eine andere Gestalt annehmen müsse, ergebe sich von selbst.

Er stellt deshalb den Grundsatz an die Spitze, daß Alles, was als Lehrstoff in Büchern niedergelegt sei, nicht mündlich vorgetragen, sondern nach Anleitung der Lehrer und in geordneter Methode durch häuslichen Fleiß zur Kunde gebracht und durch geregelte Prüfung der Gründlichkeit des also erworbenen Wissens documentirt werden soll. So werde der stete und tief eindringende Verkehr des Lehrers mit seinen Schülern nicht allein und nicht einmal vorzugsweis aus Vorträgen bestehen, sondern eben so sehr und in noch wichtigerem Maße in mündlichen Prüfungen und Conversatorien, beide gleichfalls nicht blos im Geiste des Wissens, sondern auch der Kunst. Das Verhältniß des Lehrers zum Schüler gleiche hiernach einem durch seine ganze Studienzeit fortgesetzten wissenschaftlichen Dialoge, einer steten Wechselwirkung, um diesen im Labyrinthe des mannigfachsten Wissens und Erwerbens stets orientirt zu erhalten über sein Ziel, und die Idee der Einheit ihn stets festhalten zu lassen.

Damit hat Fichte auf das vorzüglichste die Lehrmethode dargethan, die besonders in der practischen Medicin zur Anwendung kommen muß, weil eben auf diese Weise die Nothwendigkeit des Ablernens und Absehens zum Nutz und Frommen der Lernenden beseitigt werden kann. —

Es giebt überhaupt in der Erziehung zwei Ansichten: nach der einen soll jeder sich selbst bilden, nach der anderen soll die Erziehung Alles leisten. In der ersten ist das das Wahre, daß die eigentlich wissenschaftlichen Fragen in jedem selbst zur Anregung kommen müssen, weil sie dann erst ihre wahre Lösung erfahren können; nach der anderen hingegen soll und will der Lehrer an Anderen vollbringen, was er an sich selbst erarbeitet und vollbracht hat.

Jeder dieser Standpuncte, einseitig festgehalten ist falsch und wird nie das Rechte leisten. Denn auf dem ersten vergißt man, wie schwer es ist, sich selbst zu bilden, wenn man auf ein Ablernen, Absehen angewiesen ist; wie viel Zeit und Mühe der redliche Wille oft vergeblich vergeudet, wenn er auf den großen Irrwegen sich allein sieht und allein zurecht finden soll, wenn keiner ihm zur Seite steht mit jener Liebe und Theilnahme, mit jenem unermüdlichen Eifer sich in die fremde Individualität zu vertiefen und dort die schlummernden Kräfte zu wecken und zu schöner Entfaltung anzuregen, wie es den ächten Lehrer characterisirt. Dagegen bleibt auf dem anderen Standpunct der Lernende wohl der selbstständigen Arbeit überhoben, die jeder auf sich zu nehmen hat, dem es um ein selbstständiges wissenschaftliches Bewußtsein ernst ist, weil eben jede wahre Errungenschaft des Geistes zugleich mit aus der selbstständigen Arbeit resultirt. Erst wenn beide Standpuncte sich verschmelzen, dürfen und können wir der schönen Resultate sicher sein. Diese Verschmelzung im Unterricht ist aber ganz besonders zur Aneignung und Erlangung technischer Fertigkeiten von hoher Wichtigkeit, um so mehr, wenn nicht eine gewisse Anlage dazu angeboren, ja wenn wohl gar die ganze ursprüngliche Natur ihrer Aneignung widerstrebt. Und giebt es eine Wissenschaft, in der technische Fertigkeiten eine größere Rolle spielen, als gerade die Medicin, namentlich wie sie sich in den letzten Decennien gestaltet hat? Zeigt hier nicht jeder Schritt auf der practischen Laufbahn, wie nothwendig und wichtig gerade die technische Seite in ihrer ganzen Ausdehnung ist, um so mehr, wenn jene Abzweigung in ihr in sogenannte innere Medicin, Chirurgie und Geburtshülfe immer mehr fortfallen soll? Ohne sie ist dann allerdings mancher theoretisch Tüchtige doch ein schlechter unglücklicher Practiker, mancher wissenschaftliche Chirurg ein schlechter Operateur und wird als solcher oft von der gehaltlosen Oberflächlichkeit überstrahlt; mancher wissenschaftliche Geburtshelfer oft ein Geburtsstörer. —

Darum ist dem angehenden Arzte zu sagen, wie er sich in allen diesen Puncten zu bilden habe, damit das ironische Wort „ein jeder lernt, was er nur lernen kann", sich verwandle in „ein jeder lernt, was er will und für seine Lebenszwecke muß."

Deshalb ist es nach meinem Dafürhalten unerläßlich, daß die Uebergangsstufe vom theoretischen zum practischen Studium in der Weise vermittelt werde, daß der junge Arzt, bevor er in die Klinik tritt, eine klare Einsicht in das ganze klinisch-technische Handeln gewonnen, daß er sich dasselbe bereits principiell angeeignet und practisch eingeübt hat, daß er durch bestimmte logische Uebersicht und leitende Anhaltspuncte die Diagnostik und Semiotik in ihrem ganzen Umfange bereits zu handhaben verstehe, um sie sofort auf specielle Fälle anwenden zu können.

Die vorhandene Literatur reicht hier keineswegs aus; denn in den vorhandenen neueren und älteren Werken über Diagnostik und Semiotik ist die Aufzählung der einzelnen Symptome und ihrer Bedeutung zumeist als das angesehen, worauf es ankomme; ja in dieser Weise werden auch wohl Collegien über Semiotik gelesen. Sie ermangeln aber viel zu sehr der anatomisch-physiologischen, der pathologisch-anatomischen und pathologisch-physiologischen Basis, abgesehen von der Nothwendigkeit practischer Uebungen, die hier durchaus unerläßlich sind. Deshalb wird es vor Allem dem denkenden Bewußtsein schwer, ja unmöglich, sich in dieser Fülle von Einzelheiten zurecht zu finden, weil es vergeblich nach bestimmten Anknüpfungspuncten, nach Zusammenhang und der so nöthigen logischen Ordnung sucht. Daher kommt denn auch die oben berührte Weise des Symptomabfragens; daher kommt es, daß der Anfänger, ja selbst der mehr Gereifte alle Symptome einer Krankheit ganz gut inne haben kann und dennoch vergißt, die wesentlichsten zu fragen und zu berücksichtigen; oder er examinirt aus dem Kranken heraus oder in ihn hinein, was irgend wie als vorgefaßte Meinung sich gleich anfänglich festsetzt. —

In einem Specialcursus nun, welcher den eben angegebenen Uebergang von den theoretischen zu den practischen Studien vermitteln und eine Vorschule für die Klinik, also eine klinische Propädeutik bilden soll, muß der junge Arzt befähigt werden, sich von dort an der Hand seines klinischen Lehrers sofort der Erforschung und Beurtheilung der Thatsachen selbstständig unterziehen zu können, d. h. es muß das ganze klinisch technische Handeln des Arztes principiell in demselben erörtert und practisch eingeübt werden, soweit sich dasselbe auf Erforschung und Erkenntniß pathischer Processe bezieht.

Der Unterricht müßte hier nun nach meinem Dafürhalten so geleitet werden, daß in einem allgemeinen Theil in Betracht käme und seine allseitige Besprechung fände:

1. das Verhältniß des Arztes zum Kranken. Vor Allem lerne der junge Arzt nach dem Ausspruch eines geistvollen Klinikers „nicht blos die Krankheit im Menschen, sondern auch den Menschen in der Krankheit kennen“.

Dahin gehören denn alle die Beziehungen, in welche der Arzt vermöge seines Berufes kommt, und die wir theilweise bereits früher anzudeuten Gelegenheit hatten.

Er lerne Geschlecht, Alter, Individualität, Umgebung des Kranken würdigen, Vorurtheile, Leidenschaften 2c. in ihren mannigfachsten und buntesten Gestaltungen, in ihren weitgreifenden Beziehungen müssen ihm zum Bewußtsein gebracht werden, und zwar zu einem Bewußtsein, welches gehalten und getragen werde von einem gesinnungstüchtigen Charakter, in dem wissenschaftlicher Eifer und Ernst und wahre Liebe des gewählten Berufes als alleinige Triebfedern in Bewegung zu setzen sind, der eben so viel Verstand zum Handeln als Herz zum Fühlen in sich berge. Denn der practische Arzt ist ein stets handelnder Mann; bei ihm tritt überall sein Wissen und Können gleich zur That heraus. Dazu gehört eine abgeschlossene Individualität, ein fertiger Charakter, der es mit dem Leben von dieser Seite her aufnehmen kann und will. Auf diese Charaktergestaltung des Arztes ist einzuwirken und deshalb seine Stellung zum Leben 2c. allseitigst darzulegen, worüber uns von unseren Vorfahren die schätzenswerthesten Ueberlieferungen überkommen sind.

2. wird dann der Begriff der Krankheit, der Krankheits-

ursache, der subjectiven und objectiven Symptome, der Constitution, des Habitus, der Temperamente nach dem gegenwärtigen Standpuncte der Wissenschaft und der allgemeinen Pathologie in der schon angegebenen Weise zu erörtern sein, und dann

3. zur Methode der Krankenuntersuchung im Allgemeinen und zur Entwickelung der Krankengeschichte überzugehen sein, nachdem vorher noch die Diagnostik als besondere Disciplin dargestellt, die ihr zu Gebote stehenden Hülfsmittel angegeben und ihr Verhältniß zu den übrigen Disciplinen erörtert worden ist.

Natürlich läßt sich der Lehrer auf jeden Abschnitt nur anleitend und erläuternd ein und giebt dagegen den speciellen Nachweis der literarischen Hülfsmittel, deren sorgfältige Benutzung in der bereits angegebenen und weiter unten noch näher zu bestimmenden Weise am besten controlirt werden möchte. —

Der II. specielle Theil hat sich mit der Untersuchung der einzelnen Organe und organischen Systeme zu beschäftigen. —

Als der wesentlichste und wichtigste Punct dieses Abschnittes steht nun das Postulat der Wissenschaft oben an, daß Anatomie und Physiologie die Basis und Voraussetzung der klinischen Medicin sein sollen, und sowie diese Forderung bereits als Princip für die Erforschung pathologischer Zustände im Allgemeinen ausgesprochen ist, so muß nun dasselbe auch überall im Speciellen seine Ausführung finden. Die Anatomie und Physiologie der Organe — die genaue Kenntniß ihres normalen Verhaltens — muß als nothwendige conditio sine qua non hingestellt werden und läßt sich nach meinem Dafürhalten am besten sowohl für die Specialfächer als besonders auch hier auf folgende Weise erfüllen. Es müssen zu diesem Zwecke die Zuhörer in einzelne Curse abgetheilt und mit jedem einzelnen Cursus privatim dahinzielende Repetitorien angestellt werden. Bevor nämlich die pathologischen Zustände eines Organs und dann deren Erforschungs- und Untersuchungsmethoden explicirt werden, soll sich jeder Zuhörer auf die Anatomie und Physiologie desselben gleichsam wie auf ein vorher aufgegebenes Thema in der Weise vorbereiten, daß er dieselbe in den Repetitorien extempore vorzutragen im Stande ist. Sehr ersprießlich wird es sein, zeitweis am Cadaver dergleichen Uebungen anzustellen, wozu die Gelegenheit verschafft und geboten werden muß. Außerdem müssen Abbildungen zu Hülfe genommen, vor Allem aber am lebenden Körper, besonders in Bezug auf den Situs und die Function der Organe, dergleichen Demonstrationen ausgeführt werden. Letztere Weise des anatomisch-physiologischen Studiums, welche als ergänzende Seite zur topographischen Anatomie hinzukommen muß, fehlt bis jetzt leider noch gänzlich; wenngleich anerkannt werden muß, daß das anatomische Studium im Allgemeinen sich in jüngster Zeit wesentlich erweitert hat, so daß doch gegenwärtig mit Recht neben den Secirübungen die pathologische Anatomie nicht mehr vernachlässigt werden darf, während es mit der topographischen allerdings noch dürftig aussieht. „Die topographische Anatomie," sagt Führer in seinen Beiträgen zur chirurg. Myologie, „soll nicht mehr allein ein Präparat der Leiche sein, sondern für sie lebt der Apparat, der Körper mit all seinen Verrichtungen und deren Theilen: für sie bewegt sich das Gelenk, für sie blutet das Gefäß. Es ist ihre Aufgabe für die Praxis, in jedem zugänglichen Fall die Diagnose zu vermitteln, so weit dieselbe durch den Sitz und die Ausdehnuug, die hervorgebrachte Entstellung und Störung der Function sich bestimmen läßt. Die chirurgische Anatomie kennt weder Fluctuation noch Crepitation, weder Krebs noch Aetherom, wohl aber kennt sie die normale Structur der Gewebe, die normalen Formen, den

Verlauf und den Zusammenhang der Gefäße, die Beziehungen der Drüsen, die Wirkung der Muskel, die Verbindung der Fascien; sie kennt Gelenke, Knochenkanäle, Bruchpforten, kurz alle die Hülfsmittel, welche vor allen Dingen die Localbeziehung eines Uebels feststellen und bei jeder Diagnose den Vorrang haben. Die Localveränderung ist es, welche sie nachweisen soll, so weit dieselbe aus äußerlichen Merkmalen zu eruiren ist. Sie dominirt die ganze Pathologie und die Chirurgie, theoretisch und practisch, ist in vielen Theilen eben nur Anatomie an Lebenden. Dies war aber erst möglich, seitdem uns die Anatomie mit Hülfe der Physiologie, der Physik, der klinischen und pathologisch-anatomischen Beobachtung aus dem lebendigen Körper verständlich geworden ist. Jetzt folgt sie uns, wie unser Schatten, unentbehrlich und ungerufen, — sobald wir an die Praxis gehen. Sie ist die unveränderliche Norm, die sich am Bette des Patienten uns verkörpert, die unsere Untersuchung leitet. Wir sind beruhigt, wenn sie uns Stütze giebt; wir sind besorgt, wenn sie uns ohne Kunde läßt; sie straft uns, wenn wir unaufmerksam waren." — Wir haben diesen geistvollen Worten nur den Wunsch hinzuzufügen, daß sie allseitig beherzigt und die in ihnen ausgesprochenen Wahrheiten ihre volle Verwirklichung finden möchten. Der Laie hat einen instinctartigen Respect, daß sein Doctor jedes Fäserchen an seinem Körper kenne; wenn er wüßte, wie viel Fasern diesem oft unbekannte Größen sind! —

Deshalb müssen wir auch unser gegenwärtiges Studium der normalen Anatomie sammt unseren gewöhnlichen leider oft so dürftig und mangelhaft betriebenen Secirübungen für den practischen Arzt gleichsam als die theoretische Seite dieser Disciplin bezeichnen, die ihre practische Anwendung und eigentliche Verwerthung in dem sorgfältigen und genauen Studium an der lebenden Maschine noch erst zu finden hat. Denn was wissen wir z. B., wenn wir auch die ganze Anatomie des Beckens und Oberschenkels studirt und secirt haben, von der Stellung des großen Trochanters zum Becken! Man sollte meinen genug, wenn man so sprechen hört von Messungen, die man bei Hüftgelenkskrankheiten anstellen soll. Allein wer hat denn diese Messungen uns anstellen lassen? Wer hat uns die Schwierigkeiten gezeigt und uns so kürzer und schneller darüber hinweggeholfen, die uns bei ihrer Anstellung entgegentreten? Denn bildet etwa der Trochanter einen solchen fixen Punct, der ohne weiteres von jedem gefunden werden kann? oder erscheint er nicht vielmehr als runde, durch die verschiedene Dicke der ihn umgebenden Weichgebilde mehr weniger kugliche Geschwulst, an der man sich erst durch wiederholte Versuche und Uebungen orientiren lernen muß? — Wir haben hier absichtlich ein etwas in die Augen springendes Beispiel gewählt. Man sehe aber das Handgelenk, den Oberarm 2c. an, und dann höre und vergleiche man die bei Fracturen und Luxationen als so hervorstehend geschilderten Zeichen. Wo bleibt da das Hauptprincip in der anatomischen Diagnostik, nämlich die Controle der abnormen Formen und Verhältnisse durch die normalen? Wissen wir denn, wie sich hier die Verhältnisse normal verhalten? Werden uns hier denn überall die festen Puncte ad oculos demonstrirt, wie es nothwendig geschehen muß, die zur Controle der abnormen Zustände benutzt werden sollen? Ja es möchte sogar manchem Chirurgen vom Fach schwer fallen oder in Verlegenheit setzen, wenn er uns eine solche anatomische Demonstration halten sollte. Freilich bedarf es solcher Genauigkeit nicht, wenn Verrenkungen oder Brüche an diesen Theilen vorkommen, so in die Augen springend, daß sie jeder Schäfer oder Bader auch erkennt; wohl aber rächt sich eine solche Vernachlässigung, wenn die Diagnose durch irgend Complicationen schwieriger, oder nur durch genaue Abschätzung und Würdigung der anatomischen Verhältnisse möglich wird. Deshalb kommt es denn auch nicht selten vor, daß der Practiker den einen armen Kranken mit einer „verstauchten Hand" fortschickt, der hinterher das untere Ende des Radius gebrochen hat, den anderen mit einem „Rheumatismus der Schulter" in ein Bad schickt, bei dem sich endlich herausstellt, daß er ursprünglich eine luxatio humeri sich zugezogen. Exempla sunt odiosa!

Oder frage man einmal: wo liegt die Prostata? wo und wie finden wir sie im normalen Zustande? oder: wo und wie sind die Dimensionen der Leber, der Milz, der Nieren? wie lernen wir sie bestimmen? wo finden wir ihre Begrenzung?

Allerdings wird das Studium auf diese Weise nicht erleichtert, aber wir gewinnen dadurch an Sicherheit und vermeiden zugleich die Irrthümer, daß man Erscheinungen für pathologisch nimmt, die hinterher als den normalen Lebensäußerungen angehörend sich erweisen, wenn man anfängt, diese normalen Lebensäußerungen im wahren Sinne und nach der Methode der Naturwissenschaft sorgfältig und allseitig zu studiren. — Streit über die normale Ausdehnung des Herzens, über die Geräusche an den Arterien oder Venen. —

Deshalb verlangen wir, daß überall nicht blos in der Vorklinik, sondern auch in der Specialklinik und in den Specialfächern von dieser Basis ausgegangen und so die Ueberzeugung von ihrer Nothwendigkeit und Wichtigkeit in den Zuhörern stets wach erhalten werde. Denn was nützt alles Bücherstudium über chemische Verbindungen und Reagentien, wenn wir nicht selbst das Reagenzglas in die Hand nehmen und immer wieder vergessen wollen, daß solche Naturstudien, einmal mit dem Object in der Hand betrieben, mehr Werth haben, als wenn man sich dergleichen Facta zwanzigmal aus dem Buche eingeprägt hat, weil sie einzig nur so bleibendes Eigenthum des Gedächtnisses und der Anschauung werden? Außerdem aber ist dies auch der eigentlich practische Unterricht, der, wie bereits angedeutet, durch kein Bücherstudium ersetzt werden kann. —

Je mehr aber diese Methode bereits in den Specialfächern zur Anwendung gekommen, je mehr und je vollkommener diese in dieser Weise behandelt worden sind, um so mehr kann hier in der klinischen Propädeutik repetitorisch verfahren und hauptsächlich der klinische Standpunct überall im Auge behalten werden.

Sind nun so die einzelnen normalen Verhältnisse sorgfältig eruirt und festgestellt, so folgt die Explication der pathologischen Zustände und hauptsächlich ihre zweckmäßigste Constatirung, worauf denn wieder die einzelnen dahin zielenden Untersuchungen von jedem Einzelnen ausgeführt werden müssen. —

Wo es die Anschauung nothwendig macht, müssen auch hier pathologische Präparate benutzt und auf die einzelnen Hülfsdisciplinen direct und indirect durch Rath und Anleitung eingegangen werden.

Es wird nicht in Abrede gestellt werden können, daß durch die angegebene Methode eine größere Belebung des Unterrichtes erzielt, ein größerer wissenschaftlicher Eifer geweckt und besonders überall durch Rath und That und durch ein ernstes Mitarbeiten eine gediegene wissenschaftliche Bildung der Jugend gefördert werden muß. Andererseits dürfen wir uns aber auch die Schwierigkeik eines solchen Unterrichts von Seiten der Lehrer nicht verhehlen. Diese beruht darin, daß für die verlangte Gegenseitigkeit zur lernenden Jugend nicht blos die allseitigste und vor Allem medicinische Durchbildung, nicht blos der eigene wissenschaftliche Standpunct auf der Höhe der Wissenschaft, nicht blos ein klares Bewußtsein über deren Vergangenheit, Gegenwart und Zukunft nöthig ist; sondern es ist für den Lehrer, der in der angegebenen Weise an der frischen stets wechselnden Jugend gestaltend arbeiten will, neben der eigenen Charaktertüchtigkeit zugleich ein besonderer pädagogischer Tact erforderlich, der entweder angeboren oder nur durch reichliche Uebung und Erfahrung gewonnen werden kann. Denn dieser befähigt wesentlich zur richtigen Beurtheilung und Würdigung der fremden Individualität, zu dem so nöthigen näheren Eingehen auf dieselbe, und trägt besonders zur Gestaltung derjenigen Lehrerpersönlichkeit bei, welche „die Welt nicht blos im Feiertag sieht, und sie gern durch Ueberredung leiten möchte;" sondern welche vielmehr mitten darin steht und den Anziehungspunct giebt, um den sich die jugendlich lebendigen Gemüther, die frischen Geister schaaren und gern zur befreienden Arbeit, zur regen ernsten Thätigkeit hinführen lassen. Eine solche Persönlichkeit weiß die strenge Aufforderung zur Arbeit, die ernste Zurechtweisung der Lässigkeit überall dreist zu unternehmen, ohne sich den Vorwurf der Pedanterie und Schulfuchserei zuzuziehen. Sie versteht es, die Wissenschaft ins Leben überzuführen und so aus dem Gelehrten den humanen Mann im eigentlichen und schönsten Sinne des Wortes zu machen. Denn von ihr aus geht jener wissenschaftliche Ernst, verbunden mit jener sittlichen Frische und Lebendigkeit, mit jener Elasticität des Geistes, die zündend und befruchtend ins jugendliche Gemüth, in den frischen Geist überströmt und dort die Keimstätte für wahre Wissenschaftlichkeit und humanen Sinn begründet, eben weil sie selbst nur in dieser Arbeit alles Streben des Geistes und jegliches Interesse des Gemüthes zur eigentlichen und letzten Befriedigung zu bringen im Stande ist. Ferner kann ich nicht umhin hier darauf hinzuweisen, daß durch diese Weise des gleichsam Vorunterrichtes sich die eigentlichen klinischen Lehrer herausbilden möchten, für deren allseitige Ausbildung es im Allgemeinen sehr an Gelegenheit fehlen dürfte, wie ihr Mangel bei eintretenden Vacanzen beweist.

Besonders aber können auch die einzelnen Kliniker hierfür wirken, wenn sie von vorne herein darauf sehen, daß die von ihnen gewählten Hülfsärzte hauptsächlich diese Tendenz verfolgen, und daß sie als Assistenten zugleich auch ihre Repetenten sind, abgesehen davon, daß wir längst von den Franzosen hätten lernen sollen, wie sie ihren Internes und Externes eine wissenschaftlich practische Bildung geben.

Diese Methode, dieser Gesichtspunct im Allgemeinen scheint auch bei den Verhandlungen der hier vor Jahren stattgehabten Generalsynode vorgeschwebt zu haben, als man die Anstellung von Repetenten für die theologische Facultät behandelte und das Geschäft bestehen wissen wollte: 1) nicht etwa in einem blos mechanischen Abfragen und Wiederholen der gehörten Vorlesungen, sondern sie sollten ein freies Durchsprechen des gesammten Lehrstoffes und eine Anregung zur selbstständigen Aneignung und Darstellung desselben durch die Studirenden unter diesen zu befördern suchen. 2) Den Studirenden solle keine Verpflichtung auferlegt werden, sich mit den Repetenten in Verbindung zu setzen. Werde das Institut mit richtigem Geiste gehandhabt und komme dasselbe, wie die Erfahrung auf anderen auswärtigen Universitäten zu bestätigen scheine, einem wirklichen Bedürfnisse unter den Studirenden entgegen, so werde dasselbe ohne allen Zwang gern und willig aufgenommen und gerade in der gewährten Freiheit die besten Früchte tragen. 3) Wurde von Einigen endlich das Institut zugleich als eine Pflanzschule für junge academische Lehrer bezeichnet, von Anderen dies nur als ein secundärer, zufälliger Gesichtspunct angesehen; ein Privatdocent könne Repetent sein. —

Rücksichtlich der Studirenden ist endlich noch hervorzuheben, daß auf diese Weise zugleich dem vorhandenen Uebelstande abgeholfen wird, der in neuerer Zeit wiederholt tadelnd hervorgehoben ist. Ich meine das zu frühe Hineilen unserer Studirenden zu den Kliniken. Denn durch die angegebene

Methode wird die Lässigkeit und Faulheit bald erfahren müssen, daß sich ohne die sorgfältigsten Vorstudien der Schritt zum Krankenbett nicht thun läßt, sowie auch derjenige, der trotz redlichen Willens dennoch manches in den Vorstudien versäumt oder zu oberflächlich betrieben hat, jetzt darauf aufmerksam gemacht und bei gehöriger Leitung durch Fleiß das Versäumte nachholen kann, so daß sich auch von dieser Seite her diese Methode von durch und durch practischem Nutzen beweisen muß.

Endlich dürfte sich zum näheren Verkehr mit den Studirenden und zur Förderung wahrer Wissenschaftlichkeit noch ein Institut sehr warm empfehlen lassen, was auffallender Weise an hiesiger Universität mangelt. Wir meinen das medicinische Seminar, in ähnlicher Weise wie es hierselbst von einigen gefeierten Theologen gehalten wird. Dringen wir für die Vorstudien und Hülfswissenschaften mit Recht auf chemische Laboratorien und physiologische Institute, so muß das medicinische Seminar für die Ausbildung des practischen Arztes sich nicht minder von außerordentlichem Nutzen erweisen, wenn es in zweckmäßiger Weise geleitet wird. Es müßte darin strebsamen Kräften Gelegenheit gegeben werden, sich theils in freier Rede und Discussion über vorher aufzugebende Themen aus der theoretischen und practischen Medicin, theils in schriftlicher Bearbeitung derselben zu üben und wetteifernd hervorzuthun. Eine solche Concentration unter den Tüchtigeren aus freiem Antriebe kann man immer erfahren, die gern, wie es scheint, den frischen Jugendmuth und die sprudelnde Kraft in bessere Kanäle ableiten mögen und wollen, als in der Regel Conventikel und Landsmannschaften bieten. Eine solche Idee hatte wiederum auch Fichte, als sich derselbe zum gemäßigten Vertheidiger der Burschenschaften aufwarf. —

Schließlich kann ich nicht umhin, hier zweier Facta Erwähnung zu thun, welche mir für die angegebene Unterrichtsweise von Werth und Bedeutung erschienen sind. Einmal muß ich nämlich an Wien und das in neuerer Zeit so schön aufstrebende Prag erinnern. Wir wollen nicht übersehen, daß es unter den jungen Aerzten in neuerer Zeit fast zur Modesache geworden ist, einige Zeit in Prag und Wien gewesen zu sein. Wir wollen die beliebte ererbte Neigung, das Fremde immer gern höher zu schätzen als das Einheimische, nicht unbeachtet lassen. Allein dem vielen dort gebotenen und geleisteten Guten und Vorzüglichen können wir unsere Anerkennung nicht versagen. — Dies wird nach dem einstimmigen Urtheil Aller darein gesetzt, daß dort eben die Methode, die einzelnen Hauptdisciplinen in Cursen zu lehren, herrscht, daß es neben der tüchtigen Wissenschaftlichkeit zugleich die große Humanität der Lehrer, deren Liebe und Eifer im Lehren und Mitlernen sei, wodurch der Einzelne unwillkürlich mit fortgerissen und im Ganzen durch ein harmonisches Zusammenwirken so Vorzügliches geleistet werde. —

Als zweiten Umstand hebe ich die Weise hervor, wie sich unter unseren hiesigen Studirenden das Studium der pathologischen Anatomie zu entfalten begonnen hat. Eine besondere Anregung dazu finden dieselben allerdings bei unseren gefeierten klinischen Lehrern; dann aber waren es auch vorzugsweis die Curse, welche Virchow in unserer Charité zu halten anfing, war es der frische anregende Geist, der unter seiner Leitung dieselben durchwehte und die Zuhörer, ja unter diesen eine nicht geringe Zahl älterer Practiker, heranzog, sie mit Eifer und Fleiß erfüllte. — Im Vergleich mit einer früheren noch nicht längst vergangenen Zeit glaube ich auch darin eine Bestätigung meines obigen Ausspruches zu finden, daß die Jugend stets lernbegierig sei und kein Opfer scheue, daß es nur darauf ankomme, wie die Kräfte benutzt und Anregung und Befriedigung geboten wird. —

Wir wollen nun zum Schluß noch beispielsweise einzelne Provinzen des Organismus in Bezug auf ihr pathisches Afficirtsein durchgehen, um zu sehen, wie sich die entwickelten Principien im Speciellen beim Studium und Unterricht verwerthen lassen.

Für die diagnostische Forschung hatten wir an jedem Organe vier wesentliche Momente hervorgehoben, daß es nämlich 1) etwas für sich Seiendes ist, seinen bestimmten anatomischen Bau habe, seine bestimmte physiologische Function; daß es 2) zu Nachbarorganen und Nachbarsphären eine bestimmte Beziehung habe; daß es 3) eingreife und sich fortsetze in ein organisches System und sich so 4) in den Gesammtorganismus verliere.

Diese übersichtliche Anschauung ergiebt nun nicht blos bestimmte Ausgangspuncte, sondern auch die Reihefolge der diagnostischen Beobachtung, sowie endlich allgemeine Uebersichten über die Hauptsphären.

Wenden wir dies zunächst auf die allgemeine Decke, das Hautorgan an; so hat die Diagnostik auszugehen von ihrem anatomischen Verhalten (verschieden an verschiedenen Körpertheilen), von ihrer physiologischen Function; dann folgt ihr Verhältniß zu den unterliegenden Gebilden, zunächst zum subcutanen Bindegewebe; ferner nimmt sie einen wichtigen Platz in der Gruppe der excretorischen Thätigkeiten ein, mit denen sie zugleich in den wichtigsten Beziehungen steht, und verliert sich endlich so in den Gesammtorganismus, dessen Existenz in oder an ihr sogar total vernichtet werden kann, (Verbrennungen, auf $\frac{2}{3}$ der Haut ausgedehnt, führen den Tod herbei).

Für die primären Erkrankungen der Haut, die Exantheme, ist demnach zuerst der Ort ihres Entstehens und ihr Ausgedehntsein auf die einzelnen Partien festzustellen; dann 2) ihre Localisation in den einzelnen anatomischen

Gebilden der Haut nachzuweisen, soweit dies nach dem heutigen Standpunct der Dermatopathologie möglich ist, woraus sich die einzelnen Primitivformen der Exantheme ergeben; (Macula, Stigma, Papula, Tuberculum, Phyma, Urtica, Vesicula, Bulla, Pustula, Squama, Crusta), bei deren näheren Bestimmung zugleich Inspection (auch mittelst Lupe und Microscop) Palpation (Röthe ist wegdrückbar oder nicht, über einem Knoten läßt sich die Haut nicht verschieben), in Anwendung kommen.

Während Inspction und Palpation zugleich der zweiten Forderung genügen, nämlich nachweisen, wieweit das subcutane Bindegewebe an der localen Erkrankung betheiligt ist, machen wir dann mittelst chemischer, microscopischer Untersuchung des Excrets den Uebergang zur Constatirung der beeinträchtigten oder primär veränderten Function der Haut und nehmen endlich auf das Verhältniß, auf die Beziehungen Rücksicht, welche sie zu den übrigen excretorischen Organen hat.

Leider ist hier unsere Kenntniß sowohl der physiologischen Verhältnisse im Speciellen, als auch der pathologischen noch sehr lückenhaft; denn wir wissen nur im Allgemeinen, daß Störungen der Hautthätigkeit bedeutende Erkrankungen in verschiedenen Organen zur Folge haben können. Welche Veränderungen aber im Speciellen stattfinden, etwa in den chemischen Qualitäten ihres Abscheidungsproducts, welche Zwischenglieder bei den dadurch bedingten Krankheitsprocessen in Betracht kommen, bedarf noch einer allseitigen Forschung. Ebensowenig ist ihr Verhältniß zu den übrigen excretorischen Organen genau festgestellt, welche Stellung sie in diesem großen physiologischen Ganzen einnimmt, welche nähere oder fernere Beziehung sie zu den Nieren, zum Darmkanal, zu der Gallenabscheidung, zum Respirationsproceß hat, bedarf noch wiederholter Untersuchung. Denn daß wir z. B. sagen, Störungen in der Gallen-Harnabscheidung haben bei Kindern lichen, bei älteren Leuten prurigo u. a. zur Folge, will eigentlich wenig bedeuten, so lange wir nicht mit Bestimmtheit angeben können, durch welche directe Veränderungen? Aber zu derartigen Untersuchungen bedarf es wieder der Specialstudien, der Specialkliniken, wo mit Hülfe aller möglichen Mittel gearbeitet werden muß. Es läßt sich das nicht im gewöhnlichen Gange der Praxis abmachen, ebensowenig als wir es unseren Vorfahren verdenken wollen, daß sie sich über die „psorischen Schärfen" so viel Sorge gemacht und speculative Betrachtungen angestellt haben.

Und nun erst die Beantwortung der Frage nach dem näheren Verhalten der einzelnen excretorischen Thätigkeiten zu einander! Bleibt sie nicht die Hauptaufgabe der Physiologie und der organischen Chemie, welche sich dieselbe trotz der Schwierigkeiten, trotz der vielen hier gewiß herrschenden Zufälligkeiten neben und mit der pathologischen Chemie immer wieder zum Vorwurf nehmen muß? Zugleich ist hier wieder so recht Gelegenheit geboten, daß sich der Physiolog und der Patholog die Hand reichen zur gemeinsamen Arbeit. —

Mit diesen einzelnen Fragen hat sich hier das Detailstudium und die Specialforschung vorzugsweise zu beschäftigen. Sie muß dabei das morphologische Element überall als Grundlage nehmen und einerseits von dem genetischen der einzelnen Formen trennen, andererseits dieses zur näheren Ergänzung benutzen. Denn wie die morphologische Betrachtung die einzelnen Formen feststellt, so hat die genetische die ätiologischen und prognostischen Momente besonders aus der Function und der Beziehung des Hautorgans zu den übrigen excretorischen Thätigkeiten und zum Blut nachzuweisen, zumal da auf diese Weise nur eine rationelle Therapie der Hautkrankheiten begründet werden kann. Diesen Forschungsweg haben vorzugsweis die neueren Dermatopathologen eingeschlagen, während die älteren die einzelnen Formen als gegebene aufzufassen suchten und sich besonders um deren Classification bemühten. —

Außer in diesen speciellen Erkrankungen sehen wir das Hautorgan fast bei allen wichtigen Affectionen des Organismus in Form der von uns angegebenen pathologischen Reflexerscheinungen betheiligt (die Haut der Krebskranken, die Hautfalte in der Cholera ꝛc. ꝛc.), die wir in der Semiotik zusammengestellt finden, besonders aber bei den einzelnen Processen berücksichtigen müssen.

Hauptsächlich aber nimmt die Haut Theil an Krankheitsprocessen, die in den unterliegenden Gebilden ihren Entwickelungsherd haben, also an den Affectionen des Bindegewebes und der in dasselbe eingebetteten Drüsen, Nerven, Gefäße, Fascien, Muskel, selbst Periost und Knochen nicht ausgeschlossen. Zugleich spielt das Bindegewebe bei allen Krankheitsprocessen in diesen Gebilden eine wichtige Rolle und die Diagnostik hat deshalb auf seine verschiedene anatomische Anlagerung an verschiedenen Körperstellen besonders zu achten. Denn hier hat es weite Maschen, große Zellenzwischenräume, dort ist es kurzfasrig und eng gewoben, oder es sind die Fasern zu membranösen und bandartigen Lagen verbunden; einige Partien enthalten kein Fett, andere sind durch Fettreichthum ausgezeichnet ꝛc. Diese anatomischen Verhältnisse sind nun von Wichtigkeit bei der Diagnostik von Verhärtungen und Neubildungen, Infiltrationen und Abscessen, Geschwüren, Brand, Wunden ꝛc. in diesen Gebilden.

Da diese Processe der näheren Betrachtung der Chirurgie angehören, so wollen wir hier für die chirurgische Diagnostik einige allgemeine Gesichtspuncte angeben, die sich auch hier hoffentlich nur als Consequenzen unserer im Allgemeinen entwickelten Anschauungs- und Auffassungsweise erweisen werden und deren Erweiterung im Speciellen wir dem denkenden

Bewußtsein überlassen. Denn haben wir oben vom Lehrer gefordert, daß er stets das Wie des Studiums herauskehre, so müssen wir nicht minder vom Lernenden verlangen, daß er sich früh um allgemeine Anhalspuncte, um ein durchgreifendes Princip bemühe, mit dem er sich an die Bearbeitung des überall hoch angewachsenen Materials mache, durch das er sich im Chaos der Erscheinungen zu orientiren und die Thatsachen gedankenmäßig aufzufassen suche.

Schon der Ausspruch van Swieten's „nam nihil veri in praxi medica fieri vel doceri potest, nisi externorum morborum historia primo pertracta fuerit", weist darauf hin, daß der Anfänger zweckmäßiger Weise, wie es deshalb auch im Studium zu geschehen pflegt, mit der chirurgischen Diagnostik beginne. Denn diese hat vor der eigentlich medicinischen Diagnostik, abgesehen davon, daß der Unterschied von äußeren und inneren Krankheiten nur ein formeller ist, das voraus, daß ihre Objecte im Allgemeinen den äußeren Sinnen mehr zugänglich, wodurch ihre Untersuchung und Erforschung wesentlich erleichtert wird.

Dafür verlangt sie aber auch eine weit größere Präcision und die genaueste Sachkenntniß. Denn in der inneren Medicin hat sich der Diagnostiker noch immer gegen den Routinier zu vertheidigen, welcher behauptet, daß eine genaue Diagnose der Localisation für die Behandlung vieler Processe gleichgültig sei, daß die Entzündungen z. B. ja immer mit denselben Mitteln bekämpft werden. Dagegen bilden in der Chirurgie gerade in der Behandlung die einzelnen Formen häufig durchaus scharfe Gegensätze, und unsere Irrthümer trägt der Kranke sich zur Plage und unserer Unkenntniß zur Schande oft für sein ganzes Leben zur Schau. Denn es muß vor der Behandlung entschieden werden, ob z. B. eine luxatio oder contusio humeri oder fractura colli humeri vorliegt, wenn wir eben vor solchen Irrthümern bewahrt bleiben wollen.

Zweitens kommen die Veränderungen hier größtentheils an paarigen Organen vor, so daß hier ganz besonders die normalen Verhältnisse zur Controle der anormalen benutzt werden können, weshalb auch die Regel gilt, das gesunde Knie, die gesunde Hand 2c. stets bei der Untersuchung neben das kranke Knie 2c. zu stellen.

Drittens können die Abweichungen in Form und Größenverhältnissen, abgesehen davon, daß eine genaue topographisch-anatomische Kenntniß nicht fehlen darf, durch die Mensuration zumeist höchst zuverlässig bestimmt werden.

Mit Rücksicht hierauf stellt nun die chirurgische Diagnostik, wenn sie den status praesens einer Krankheit auffassen will, vor Allem erst das Object der Untersuchung richtig ein, dabei als leitenden Gedanken den Grundsatz nehmend: genaue Controle der Abnormitäten durch die normalen Formen und Verhältnisse. Sie läßt demnach die Theile gehörig entkleiden, stellt paarige Organe neben einander und beginnt nun mit der Eruirung der veränderten Form, oder der äußeren Form und Gestalt der Affection überhaupt. Dann folgt die Bestimmung des anatomischen Orts, Auffassung a. der Körpergegend, b. der nähern anatomischen Umgebung. Dann eruirt sie die in Betracht kommende etwa gestörte oder veränderte Function und wendet Microscop und Chemie auf die Bestimmung der Se- und Excrete an. Endlich constatirt sie die rein pathologischen Erscheinungen, nimmt dann auf die Nachbarorgane Rücksicht und zum Schluß auch hier auf die pathologischen Reflexerscheinungen und die Betheiligung des Gesammtorganismus.

Von diesen allgemeinen Gesichtspunkten aus wollen wir nun kurz die Hauptpunkte für die Diagnostik von einzelnen der eben angegebenen Formen hervorheben, und zwar für die

Geschwülste und Neubildungen. Kommt eine Geschwulst zur Untersuchung und Diagnostik, so haben wir zu bestimmen:

a. nach allgemeiner Berücksichtigung der äußern Form und Größe ihren anatomischen Ort im Allgemeinen — Frage: in welcher Gegend des Körpers?

b. ob sie etwas für sich Seiendes, in sich Abgeschlossenes ist, oder ob sie mit einem Organe in mehr weniger inniger Verbindung steht (ist sie eine vergrößerte Drüse, ein erweitertes Gefäß? sitzt sie auf dem Knochen oder frei im Bindegewebe? ꝛc. — spezielle atomische Ortsbestimmung);

c. welche Erscheinungen an ihr selbst subjectiv und objectiv wahrzunehmen sind (ist sie schmerzhaft? wann? wie? ist sie höckrig, hart, fluctuirend, pulsirend? also die pathologischen Momente);

d. welchen Einfluß sie auf ihre Nachbarschaft durch Anlagerung, Raumbeschränkung übt (ein Aneurysma liegt am Knochen, diesen cariös machend; eine vergrößerte Drüse drückt, reizt einen Nerven, comprimirt einen größeren Venenstamm und ruft so Neuralgie, Oedem ꝛc. hervor — die pathologisch-physiologischen Momente);

e. wie sich das Lokalleiden im Gesammtorganismus reflectirt, durch welche Zwischenglieder derselbe in Mitleidenschaft gezogen ist (Beeinträchtigung der Circulation, Oedem ꝛc. — die pathologischen Reflexerscheinungen).

Jetzt folgt die Anamnese und damit die Genese derselben, die aber auch (s. Methoden der Untersuchung) vorweg constatirt werden kann, und zum Schluß wird dann die spezielle Diagnose auf Krebs, Fibroid ꝛc. gestellt. Für jede spezielle Form hat dann, namentlich in Bezug auf die pathologisch-physiologischen, auf die rein pathologischen Momente und auf die pathologischen Reflexerscheinungen, die Erfahrung bestimmte Beobachtungen in den Annalen der Wissenschaft niedergelegt, die wir natürlich möglichst allseitig studiren müssen. Bei diesem Studium ist es dann besonders wichtig, die Gesichtspunkte richtig aufzufassen, von denen die einzelnen Beobachter ausgegangen oder die bei der Bearbeitung überhaupt maßgebend gewesen sind. Dies ist um so nothwendiger, wenn ein und derselbe Proceß in verschiedenen Formen und Erscheinungsweisen hervortritt und deshalb zu einer Unzahl Namen und Bezeichnungsweisen Veranlassung gegeben hat, die dann so häufig im Lehrbuch der Reihe nach, oder oft ohne weitere Ordnung aufgezählt sind, und wobei es dem Verfasser scheint mehr darum zu thun gewesen zu sein, anzuführen, wie und wo Hippokrates, Celsus, Cooper, Dupuytren, Scarpa rc. sie gegeben, als daß er sich um ein bestimmtes durchgreifendes Princip für die Bestimmung und Betrachtung bemüht. — Betrachten wir in dieser Beziehung beispielsweise den aneurysmatischen Proceß in der Arterie.

Welch Namengewirr finden wir für dessen einzelne Erscheinungsweisen! Und doch wie einfach stellen sich die Gesichtspunkte, von denen aus sich dies Chaos sofort übersichtlich ordnet und in seiner Auffassung erleichtert wird! Die Gesichtspunkte können wir hier so stellen, daß die einzelnen Forscher sich vorzugsweis beschäftigt haben: 1) mit der äußeren Form, 2) mit den Häuten der Arterie, welche an der Ausweitung Theil haben, und 3) mit den Ursachen, welche derselben zu Grunde liegen.

Ad 1 hat man betrachtet das An. fusiforme, cylindroidum, sacciforme, cirfoideum (letzteres, wenn an einem Sack secundäre Ausbuchtungen oder mehrere Ausweitungen kurz hinter einander an ein und derselben Arterie vorkommen).

Ad 2 hat man unterschieden das An. verum, mixtum, auch herniosum und spurium, je nachdem alle 3 Häute oder je 2 oder die Zellscheide allein den Sack bilden.

Ad 3 hat man das Aneurysma aus äußeren, traumatischen und inneren Ursachen unterschieden. Zu ersteren rechnet man dann noch speciell den varix aneurysmaticus und das An. varicosum (ersteres, wenn bei einer Venae sectio eine Arterie verletzt worden und nun Arterie und Vene unmittelbar communiciren, letzteres, wenn diese Communication durch einen Sack vermittelt wird); ferner das dissecting-Aneurysma (wenn nach Zerreißung der innern Häute das Blut sich auf eine größere Strecke zwischen äußere und mittlere Haut, erstere abhebend, ergießt) und das An. anastomoticum, wo mehrere Arterien an der Ausweitung Theil nehmen, oder sämmtlich erweitert sind.

Bei letzteren Ursachen hat man vorzugsweis den pathologischen (atheromatösen) Proceß an der Arterie genauer zu studiren und festzustellen gesucht. Dieser dritte Gesichtspunkt ist deshalb auch bei weitem der wichtigere, weil hier aus den ätiologischen Momenten wiederum die Prognose und die Indicationen für die einzelnen Heilverfahren zu entnehmen sind, was bis jetzt zwar von den Chirurgen noch nicht hinlänglich geschehen ist, die zumeist nur immer von An. verum et spurium sprechen.

Für die Diagnose aber haben wir dann wieder den vorhin gezeichneten Gang; also a. anatomischer Ort eine mehr weniger große, rundliche Geschwulst im Verlauf und an einer Arterie, von der sie sich also nicht isoliren, die sich neben und unabhängig von ihr nicht verfolgen läßt und deren physiologisches Erscheinen, in Pulsation und Schwingung bestehend, an ihr ebenfalls vorhanden; b. positive Controle: man fühlt und hört deutlich den Puls der Arterie und ein eigenthümliches Schwirren; c. negative Controle: durch Aufheben der Pulsation, oberhalb der Geschwulst schwindet diese oder wird kleiner (wenn sie nicht durch Coagulum rc. ausgedehnt erhalten wird), durch Aufheben derselben unterhalb wird dieselbe praller und die physikalisch-physiologischen Zeichen treten deutlicher hervor. Außerordentlich schön hat Hamernjk hier gezeigt, wie Störungen im physiologischen Verhalten diagnostisch gefunden und verwerthet werden müssen, und dadurch gerade das werthvollste Symptom gefunden für den Zustand, wo das Aneurysma aufgehört hat zu pulsiren, und dann vorzugsweis mit anderen Geschwülsten verwechselt werden kann. Es ist nämlich nach ihm der Puls in den unterhalb des An. abgehenden Arterien um ein Zeitmoment später, als an den gleichnamigen Stellen der andern Körperhälfte. — Dann folgt das Verhältniß zur Nachbarschaft durch Anlagerung und Raumbeschränkung, und endlich die pathologischen Reflexerscheinungen im Gesammtorganismus und die Genese. Jetzt folgt die recapitulirende Zusammenstellung und Verwerthung der Symptome zur positiven Diagnose, welche in der Vergleichsdiagnose bestätigt wird durch Exclusion von Balggeschwulst, Absceß 2c.

Es wird zugegeben werden müssen, daß solche allgemeine Gesichtspunkte und übersichtliche Betrachtungsweisen nicht blos das Studium und die Auffassung für den Lernenden wesentlich erleichtern — und darauf muß es demselben bei der Bewältigung des von Tag zu Tag höher anwachsenden Materials besonders ankommen — sondern daß von ihnen aus sich auch die Fragen entschiedener herausstellen, welche zur wiederholten Untersuchung oder näheren Bestimmung einzelner wichtiger Momente auffordern können.

Zugleich halten wir gerade derartige Processe besonders geeignet zu einer allseitigen Discussion und ausführlichen Bearbeitung im Seminar.

In ähnlicher Weise sind nun die übrigen oben angeführten Processe zu studiren und diagnosticiren. Indeß auf alle einzugehen ist hier nicht unsere Absicht, wenngleich wir ein Handbuch der Diagnostik und Semiotik von solchen Gesichtspunkten aus für den Lernenden bearbeitet als nicht vorhanden und doch für wünschenswerth halten müssen. Wir behalten uns eine solche Arbeit vor, wenn nicht inzwischen tüchtigere Kräfte sich daran versuchen sollten.

Wir wollen hier nur noch, ergänzend zu den früheren Bemerkungen, auf das Studium und die Diagnose der Fracturen und Luxationen etwas näher eingehen.

Unter Luxation verstehen wir die Abweichung zweier zu einem Gelenk verbundener Knochen, unter Fractur ihre Continuitätstrennung. Es fragt sich, wie wir diese Läsionen am zweckmäßigsten studiren und dann diagnosticiren? Die Antwort hierauf glauben wir im Allgemeinen bereits gegeben zu haben; insofern sich unsere oben entwickelten Principien auch hier, höchstens durch die Form der Processe modificirt, als durchgreifend und maßgebend beweisen müssen, wenn sie überhaupt Wahrheit haben. Wenn nun aber die Anatomie bei allen Processen Basis und Voraussetzung sein soll, so bedarf es wahrlich keiner weiteren Begründung, wenn man hier von der Chirurgie behauptet, daß sie „Anatomie am lebenden Körper“ ist.

Es ist deshalb auch nicht zu begreifen, wie dieser wichtige Theil der Chirurgie anders als an der Leiche und am lebenden Organismus gelehrt und studirt werden kann, zumal da in einem Krankenhaus, wie hier in Berlin die Charité, besonders im Sommer, nie Mangel an dem nöthigen Material vorhanden ist.

Wir müssen deshalb von einem Unterricht in dieser wichtigen Disciplin, der wirklich Werth und Nutzen haben soll, verlangen, daß er ausgehe von einer genauen Erörterung der in Betracht kommenden topographisch-anatomischen Verhältnisse mittelst vollständiger frischer Präparate; dann müssen diese Verhältnisse und vorzugsweis die orientirenden Punkte (so nennen wir z. B. den Trochanter in seiner Stellung zum Becken, das Olecranon zu den Cordylen, rc.) am lebenden

Körper aufgefaßt und vor Allem vom Lernenden demonstrirt werden. Endlich sind durch Experimente am Cadaver diese Krankheitszustände nachzumachen und jetzt ihr ätiologischer Mechanismus und ihre Symptomatologie aufzufassen, sowie durch ihre darauf anzustellende vollständige Section die Folgezustände aus den localen Vorgängen demonstrirt und durch pathologische Präparate erläutert werden müssen. Und käme nun zu einem solchen Studium und Unterricht die Specialklinik hinzu, in einem Krankenhause wie die Charité, wo in jedem Semester fast alle diese Krankheitszustände im Speciellen zur Beobachtung kommen: so fragen wir, mit welchem sicheren Schatze von erprobtem Wissen und zuverlässigem Können würde der junge Arzt seine practische Laufbahn beginnen? Und nun vergleiche man dagegen mit einem solchen Studium und Unterricht unser gewöhnliches Bücherstudium, unsere Cathedergelehrsamkeit, zu dem höchstens ein Scelet und einige Abbildungen kommen, und dann fragen wir, welche Anschauung gewinnen wir? welche Einsicht, welches Können wird uns mitgegeben? und endlich, welchen Nutzen kann es haben, wenn wir auch mitunter in einer Klinik aus der Ferne eine Luxation, eine Fractur erblicken und behandeln sehen? — Wir wissen, daß auswärts derartige Einrichtungen längst existiren, wo man sich wundern muß, daß man hier diesen Forderungen der Zeit und der Wissenschaft noch nicht nachgekommen; indeß wir wissen auch, daß gerechten Forderungen überall entsprochen werden muß, wenn dieselben nur in rechter Weise fort und fort gestellt werden. —

Zum Schluß dieser Andeutungen über die chirurgische Diagnostik können wir nicht unterlassen, an Lehrer und Lernende die unabweisliche Forderung zu stellen, daß jeder Handgriff, sei es daß derselbe sich blos auf eine gewisse Untersuchung bezieht, oder, was noch wichtiger, eine bestimmte Hülfsleistung bezweckt, bis zur kunstvollen Vollendung unter entsprechender Anleitung eingeübt werden muß, wie geringfügig und scheinbar unbedeutend derselbe auch immer sein mag. Wem es gleichgültig ist, wie er die Sonde führt oder den Bindenkopf; ob der Heftpflasterstreif und die Bindentour so oder anders liegen, der taugt nicht zum Chirurgen. Denn von der χεὶρ des Chirurgen muß man sagen können: „das ist einmal eine Hand!" wenn man den ganzen Umfang seines umfassenden Wissens und seines kunstschönen Handelns in Einem bezeichnen will. Dazu bedarf es aber auch einer künstlerischen Bildung, einer großen, reichlichen Uebung um so mehr, wenn die ganze ursprüngliche Natur solchen technischen Fertigkeiten nicht günstig construirt ist. Das ist aber auch hier wieder der eigentliche Unterricht; während man die ganze theoretische Seite füglich dem Bücherstudium des Einzelnen überlassen kann; höchstens „giebt man dazu die entsprechende Anleitung" und läßt den Lernenden in freien Conversatorien zeigen, ob er sie zu seinem sicheren Eigenthum gemacht. —

Ueber die geburtshülfliche Diagnostik und das Studium der Geburtskunde überhaupt können wir uns hier, wo wir nur beispielsweise uns auf die Ausführung im Speciellen der von uns entwickelten Principien einlassen wollen, kurz fassen. Diese ist sowohl was das Studium als auch größtentheils den Unterricht betrifft, längst ihren Schwesterdisciplinen vorangeeilt, welche von ihr hätten lernen können, wie Anatomie, Physiologie, in Verbindung mit dem Studium der normalen Verhältnisse als Basis und Voraussetzung benutzt werden müssen.

„Seitdem es auf deutschen Universitäten klinische Gebärhäuser giebt, wurde auch das geburtshülfliche Untersuchen in eignen Cursen systematisch eingeübt. Analoge, abgesonderte Uebungs-Curse für die medicinische Diagnostik sind von viel jüngerem Datum." (v. Riecke der Uebungs-Cursus in der geburtshülflichen Diagnostik rc., sowie „der geburtshülfliche Operations-Cursus rc.", beides Tübingen 1846.) In beiden Schriften ist das Wesentlichste über den practischen Unterricht und das Studium der Geburtskunde gesagt. Nur das von Riecke noch scharf hervorgehobene Hören des theoretischen Theiles derselben müssen wir von unserem Standpunkte aus dahin beschränken, daß alles, wobei nicht bestimmte Objecte der Anschauung erforderlich sind, dem häuslichen Studium überlassen und so in der schon oft erwähnten Weise behandelt werden muß. Auch hier muß der schleppende Gang, der eine solche Disciplin durch 2—3 Semester hindurchziehen will, durch Special-Curse vermieden werden, in welchen dieselbe bei guter Einrichtung und entsprechender Leitung sowie bei einigem häuslichen Fleiße bis zur selbstständigen Ausübung am Gebärbett in einem Semester, besonders von den Befähigteren ganz gut absolvirt werden kann. Zweckmäßiger Weise muß mit der geburtshülflichen Klinik auch eine Specialklinik über Weiberkrankheiten verbunden sein, in der natürlich nicht blos „Hysterie" und „Mutterkrebs" zur Beobachtung und Behandlung kommen dürfen. Höchst interessant ist es uns aber gewesen, bei Riecke zu lesen, daß schon vor 30 Jahren in Wien die geburtshülflichen Uebungen meist an Leichen vorgenommen wurden. Schon dies eine Factum bekundet, wie dieser alte medicinische Musensitz, den einst van Swieten gründete und dessen schöne Zierden ein de Haën, ein Störk und Stoll waren, von jeher bis in die neueste Zeit durch practische und tüchtige Einrichtungen aller Art nicht blos die Wissenschaft zu fördern, sondern auch auf die zweckmäßigste Weise zu verbreiten gewußt hat, und deshalb auch stets von fern und nah gern und eifrig aufgesucht worden ist. —

Als Beispiel endlich aus der vorzugsweis innern Medicin wollen wir hier die Krankheitsgruppe wählen, von der bereits bemerkt ist, daß ihre Erforschung und die dabei in Anwendung kommenden Hülfsmittel wohl in neuerer Zeit als der hauptsächliche oder alleinige Inhalt der Diagnostik bezeichnet worden ist. Wir meinen die Krankheiten der Brustorgane.

Wollten wir hier nun zunächst die Frage aufwerfen, weshalb für dieselben gegenwärtig wohl an jeder Universität Specialkurse und Specialkliniken eingerichtet sind, während vor noch gar nicht langer Zeit von mancher Seite mitleidig oder verächtlich auf „die Horcher und Klopfer" geblickt wurde; so würde man uns mit Recht erwidern, daß nicht blos diese Krankheitsprocesse sich eine größere Aufmerksamkeit und Sorgfalt von Seiten der Aerzte verschafft, sondern daß vorzugsweis diese Hülfsmittel der Diagnostik eine solche Ausdehnung gewonnen, daß einerseits das Studium gefördert und erleichtert, andererseits die Kenntniß in diesem Specialfach durch vielfache und reichliche Beobachtungen erweitert werden müsse. Nichts Anderes haben wir aber für andere Disciplinen gefordert, wenn wir auch für diese als nicht minder wichtige Specialkurse und Specialkliniken verlangten. Man gestatte uns hier noch einmal auf die Fracturen und Luxationen zurückzukommen. Bilden diese etwa noch im Verein mit den vielfach eng mit ihnen zusammenhängenden Gelenk- und Knochenkrankheiten einen minder wichtigen Abschnitt in der Chirurgie, als die Brustkrankheiten in der inneren Medicin? Sind sie etwa im Leben seltener und für das Individuum von geringerer Bedeutung als jene? Ist ihr Studium leichter, einfacher, weniger der objectiven Anschauung, der hinlänglichen Zahl von Fällen bedürftig als jene? Giebt es endlich bei ihnen keine streitigen Punkte mehr, über die eine wiederholte Forschung und Beobachtung nicht unerläßlich wäre? Gewiß nicht. — Nun denn, so folgt aus allem diesem, daß auch andere wichtige Disciplinen, die ein mehr weniger abgeschlossenes Ganze bilden, ihre Specialkurse, ihre Specialklinik erhalten müssen. Und wollte man ihr Nichtvorhandensein damit entschuldigen, daß sich das Bedürfniß noch nicht herausgestellt hat, so antworten wir darauf, daß es Sache der Wissenschaft und einer nothwendig herzustellenden Unterrichtscommission ist, dem Bedürfniß überall zuvorzukommen und durch einheitliche Verwirklichung eines entsprechenden Studienplans, sowie durch zweckdienliche Einrichtungen aller Art das Studium zu fördern und die Aneignung des überall hoch angewachsenen Materials zu erleichtern. Der geneigte Leser möge es uns zu Gute halten, wenn wir immer wieder auf diesen Unterrichtsgegenstand zurückkommen. Wir halten denselben von solcher Bedeutung und Wichtigkeit, daß wir nur wünschen können, der geneigte Leser möchte so wie wir jede gebotene Gelegenheit ergreifen, um für die Realisirung dieser Institute mitzuwirken. —

Für das Studium und die Diagnostik der Brustkrankheiten ist nun, gemäß den von uns entwickelten Principien der Entwickelungs- und Forschungsgang so, daß auch hier die normalen Verhältnisse den Ausgangspunkt bilden. Es müssen daher die normalen anatomischen Verhältnisse sowohl im Speciellen, als auch besonders in Bezug auf den Situs der Organe genau studirt werden; ihnen schließen sich die physiologischen an.

Beide, sowohl in ihrem normalen als abnormen Verhalten, geben sich in einer Reihe von Erscheinungen kund, die man mit dem Namen der physikalischen belegt hat, und die durch die objective Wahrnehmung mittelst des Gehörs constatirt werden. Das Studium der normalen Form und Räumlichkeit des Thorax und der eingeschlossenen Organe, der normalen Athembewegungen mit dem sie vermittelnden Muskel- und Nervenapparat, des normalen Herzschlags bildet also den Anfang und bedient sich der Mensuration, der Percussion und Auscultation zur Ergänzung und näheren Begründung. Letztere Hülfsmittel sind in dieser ihrer Bedeutung aufzufassen und müssen geübt werden an der Brust des Kindes, des Weibes und des Mannes. Von ihnen hilft die Mensuration die äußere anatomische Form bestimmen, während die Percussion hauptsächlich das pathologisch-anatomische, die Auscultation vorzugsweis das pathologisch-physiologische Verhalten der innern Organe erschließen lehren. — Erst wenn der Lernende im Stande ist, mit der höchsten Präcision diese normalen Verhältnisse an jeder Brust zu demonstriren; wenn er sich den Percussionsschall am gesunden Thorax und den Charakter des puerilen Athems an der Brust des Kindes, den des vesiculären vorzugsweis an der Brust des Weibes, den des unbestimmten an der Brust des Mannes genau gemerkt; wenn er den Charakter und die Umgrenzung des Herzstoßes und des Herztones genau aufgefaßt, und wenn er sich von der Richtigkeit solcher physikalischen Schlüsse wiederholt an der Leiche, besonders in Bezug auf den Situs und die Abgrenzung der Organe gegen einander überzeugt hat — erst dann kann und darf er sich mit dem Studium der hierher gehörigen pathischen Processe befassen. Diese müssen dann in der oben aufgestellten Ordnung und Reihenfolge aufgefaßt werden: Die anatomischen Symptome sowohl als die physiologischen erscheinen hier nun in doppelter Reihe, einmal nämlich am Thorax und dann an den umschlossenen Organen. Letztere sind allerdings die wesentlichen und bedingen zumeist die ersteren; denn ein pleuritisches Exsudat, eine pneumonische, tuberkulöse, emphysematöse Lunge verändern auf verschiedene Weise die äußere Form und Gestalt des Thorax sowie die Bewegungen desselben bei der Respiration.

Die Untersuchung beginnt nun zweckmäßiger Weise mit den subjectiven Zeichen, erforscht diese erst allseitigst und greift nicht, wie es vielfach Mode zu sein scheint, sofort zum Stethoscop, zum Plessimeter. Der Kranke giebt diese Zeichen, wie überall so auch hier in der Regel bunt durch einander an, oder hebt das ihm Unbequeme oder wichtig Scheinende besonders hervor. Er klagt hinter einander Druck, Beklemmung, Schmerz, Husten, Angst, Appetitlosigkeit ꝛc., oder er wird von dem einen oder anderen Symptome vorzugsweis turbirt, so daß er für uns wichtigere darüber vergißt. Deshalb ist es Aufgabe des Arztes, den Patienten in seinen Angaben durch rechtzeitiges Unterbrechen und Fragen so zu leiten, daß er die subjectiven Symptome nicht blos vollständig, sondern auch in einer bestimmten Ordnung und Reihenfolge angiebt. Diese Ordnung und Reihenfolge haben wir bereits in der Gruppirung der Symptome in anatomische, physiologische, pathologische und in die pathologischen Reflexerscheinungen ausgesprochen, welche auch bei den subjectiven Symptomen maßgebend sind. Für die allseitige Erforschung z. B. des Schmerzes, des Hustens haben wir bereits gezeigt, wie wir den Kranken überhaupt zu erschöpfenden Angaben veranlassen. Ebenso müssen wir ihn nun nicht willkührlich bald von seinem Husten, bald von seiner Appetitlosigkeit, von seinen Schmerzgefühlen sprechen lassen; sondern wir halten ihn bei den einzelnen Organen und organischen Systemen fest und veranlassen ihn durch entsprechende Fragen, die einzelnen Angaben, je nachdem sie sich auf anatomische, physiologische ꝛc. Störungen beziehen, immer erst vollständig und erschöpfend zu machen, bevor wir ihn zu einer neuen Gruppe übergehen lassen. —

Sind nun so die subjectiven Zeichen erforscht, so wenden wir uns zu den objectiven, diese zugleich, wie bemerkt zur Controle der ersteren benutzend (der Phthisikus klagt seinen Hauptschmerz mitunter in der Magengegend). Wir fassen diese, wie angegeben in doppelter Reihe und beginnen deshalb mit den anatomischen Störungen am Thorax, dessen veränderte Form, abnorme Größenverhältnisse, Hervortreibungen, Abgeflachtsein ꝛc. constatirend. Diesen schließen sich dann ebenfalls in doppelter Reihe die physiologischen an; also zunächst die Athembewegungen (das Tempo, wie viel Inspirationen in der Minute, der Rhythmus, die Betheiligung ihres äußeren Apparats, welche Muskeln thätig sind, ob ungleiche, halbseitige Bewegungen des Thorax ꝛc.). Diese Bewegungen hat Sipson in neuester Zeit durch einen Brustmesser genau zu messen versucht. Der Werth dieses Instruments als diagnostisches Hülfsmittel ist indeß noch näher festzustellen (Albert, die Erkenntniß der Krankheiten der Brustorgane ꝛc. Bonn 1850).

An den Athembewegungen reflectiren sich dann zwei innere physiologische Vorgänge: der Ein- und Austritt der Luft und die Einwirkung derselben auf die Blutmasse der Lungenarterie. Diese Einwirkung ist als en- und exosmotischer Proceß anzusehen, wenn man die Lunge als eine große ausgebreitete Membran auffaßt, auf deren einen Wand das Blut, auf der anderen die Luft sich befindet. Zerlegen wir diesen ganzen Proceß in seine wesentlichsten Momente, auf die wir bei eintretenden Störungen unser Augenmerk zu richten haben; so sind es neben der schon berücksichtigten anatomischen Form des Thorax und den bewegenden Kräften in Nerv und Muskel, die ein- und austretende Luft qualitativ und quantitativ, die Beschaffenheit des Lungengewebes, der Blutmasse und dessen bewegende Kräfte. Diese Momente leiten zunächst die Untersuchung sowie die in ihnen aufgefundenen Störungen später zur speciellen Diagnose benutzt und zugleich ätiologisch verwerthet werden müssen.

Was nun die ein- und austretende Luft betrifft, so ist

für die quantitative Bestimmung derselben in neuester Zeit von Hutchinson ein Verfahren angegeben, welches die allseitigste Beachtung verdient. Hatten sich nämlich die Physiologen seit einem Jahrhundert vergeblich bemüht, die Menge der Luft zu messen, welche die Lunge theils überhaupt enthalten kann, theils bei jeder Inspiration aufnimmt; so gelang es Hutchinson, ein Instrument (Spirometer) zu construiren, mittelst dessen man im Stande ist, die Lungencapacität höchst genau zu bestimmen. Ohne Zweifel wird diese Kenntniß in ihrer weiteren Entwickelung der Diagnostik bestimmter krankhafter Veränderungen des Lungengewebes die reichste Ausbeute gewähren. So bestätigt Davies durch eine große Zahl von Untersuchungen die Angaben Hutchinsons, daß eine kleine Menge abgelagerter Tuberkelmasse ausreiche, eine große Verminderung der normalen Zugänglichkeit des Lungenorgans und somit auch eine entsprechende Reduction der vitalen Capacität desselben für die Luft zu bewirken. (Albers l. c.)

Ist so die Reihe der anatomischen und physiologischen Störungen, wie sie äußerlich zur Erscheinung kommen, aufgefaßt, so wenden wir uns der Erforschung derselben an den inneren Organen zu, und zwar mittelst Percussion vorzugsweis die inneren anatomischen, mittelst Auscultation die physiologischen am Respirations- und Circulationsapparate constatirend. Ihnen schließen sich dann die pathologischen Reflexerscheinungen an, z. B. der Einfluß der behinderten Decarbonisation des Bluts auf Gehirn und Nervensystem; die Circulationsstörungen rufen Oedem, gehinderte Ernährun rc. hervor. Zugleich ergeben sich dann aus jeder dieser Symptomengruppe eine Zahl pathologischer Zeichen, aus denen dann zumeist die specielle Diagnose gestellt wird. Auf diese speciellen Krankheitsformen haben wir uns hier nicht einlassen wollen. Wir beabsichtigten nur zu zeigen, wie durch übersichtliche Anordnung und durch Angabe bestimmter leitender Principien das Studium und die Auffassung gefördert und erleichtert werden kann und schließen mit dem Wunsch, daß uns dies zu einigem Nutz und Frommen der Lernenden gelungen sein möge.

Gedruckt bei Julius Sittenfeld in Berlin.

Verbesserungen.

Seite	12	Zeile	7	v. o.	statt	in dem lies in den.
"	12	"	10	v. o.	"	Functionsverhältnissen lies Functionsverhältnisse.
"	28	"	5	v. u.	"	(S. 11) lies (S. 12).
"	34	"	6	v. o.	"	postatorum lies potatorum.
"	38	"	4	v. o.	"	befinden lies befindet.
"	60	"	7	v. o.	"	den Lernenden lies dem Lernenden.
"	60	"	16	v. u.	"	nur die lies nun die.
"	84	"	11	v. u.	"	Oedem lies Atrophie.
"	96	"	11	v. o.	"	Albert lies Albers.

MIX
Papier | Fördert
gute Waldnutzung
FSC® C083411

Zeitfracht Medien GmbH
Ferdinand-Jühlke-Straße 7
99095 Erfurt, Deutschland
produktsicherheit@kolibri360.de